MANUAL PRÁTICO
DE
ANTICOAGULAÇÃO ORAL

EDITOR MÉDICO
DR. GUILHERME S. SPINA

nVersos

© nVersos editora, 2014
Todos os direitos de publicação reservados à nVersos editora.

Diretor Editorial e Diretor de Arte: Julio César Batista
Editor de Arte: Athila Pereira Pelá
Capa, Editoração Eletrônica, Ilustrações e Projeto Gráfico: Áthila Pelá, Erick Pasqua, Henrique Barsali e Julia Marçal
Revisão: Aline Graça, Marina Ruivo e Renan Cyrillo

Dados Internacionais de Catalogação na Publicação (CIP)
(Câmara Brasileira do Livro, SP, Brasil)

Spina, Guilherme Sobreira
    Manual prático de anticoagulação oral / Guilherme Sobreira Spina. -- São Paulo : nVersos, 2014.

ISBN 978-85-64013-74-2

1. Anticoagulantes (Medicina) 2. Cardiologia 3. Sangue - Coagulação I. Título.

14-03222
CDD-616.157
NLM-WH 310

Índice para catálogo sistemático:

1. Anticoagulação sanguínea : Cardiologia : Medicina   616.157
2. Coagulação sanguínea : Cardiologia : Medicina   616.157
3. Sangue : Coagulação : Cardiologia : Medicina   616.157

1ª edição - 2014
Esta obra contempla o novo Acordo Ortográfico da Língua Portuguesa
Impresso no Brasil
Printed in Brazil

nVersos editora
Av. Paulista, 949, 9º andar
01311-917 – São Paulo – SP
Tel.: 11 3589-5390
www.nversos.com.br
nversos@nversos.com.br

EDITOR MÉDICO E ORGANIZADOR

Guilherme S. Spina
Professor colaborador da Faculdade de Medicina da Universidade de São Paulo (FMUSP). Orientador da Liga de Combate à Febre Reumática do Hospital das Clínicas (HC-FMUSP). Doutor em Medicina pela FMUSP. Médico assistente da Unidade Clínica de Valvopatia do Instituto do Coração (InCor) do HC-FMUSP.

DEDICATÓRIA

Ao professor Dr. Paulo de Lara Lavítola,
Mestre supremo da anticoagulação oral.

INTRODUÇÃO

Este livro visa tornar acessível a todos as artes ocultas da anticoagulação oral. Durante mais de meio século, a anticoagulação oral foi realizada apenas com inibidores competitivos da vitamina K, que neste livro optou-se por chamar de anticoagulantes varfarínicos, em homenagem à droga mais estudada e utilizada do grupo. A anticoagulação com varfarina é uma das tarefas médicas mais complexas, tendo, em geral, uma aprendizagem demorada, cheia de armadilhas e perigos.

Esta obra veio para marcar uma nova era – depois de décadas de pesquisas, finalmente chegam ao uso clínico novas medicações anticoagulantes orais, que prometem livrar os médicos da imprevisibilidade e complexidade da anticoagulação com varfarina. A promessa que essas drogas carregam é enorme, entretanto, ainda são novas e com efeitos colaterais de longo prazo desconhecidos. E, como drogas novas, ainda podem ser descobertos aspectos indesejáveis que só se revelam com o uso em larga escala fora de protocolos clínicos. Assim, devemos recebê-las com carinho e alegria, mas também utilizá-las com cuidado e prudência.

Desta forma, como ainda não se sabe qual destes novos anticoagulantes orais é o melhor e mais seguro a longo prazo, a arte da anticoagulação com varfarina ainda precisa ser ensinada e treinada. Em muitas populações, como é o caso de valvopatas e portadores de próteses metálicas, os novos anticoagulantes ainda não estão disponíveis, e os pacientes precisam continuar a usar a varfarina. Este livro propõe um método simples e comprovadamente eficaz de utilizá-la, denominado "estratégia *Gran Turismo*". Com essa estratégia, tem-se o objetivo de maximizar o tempo em faixa de INR terapêutica, o marcador da eficiente e segura anticoagulação oral com varfarínicos.

Visamos deixar o livro objetivo e prático, com ampla utilização de gráficos, esquemas e observações clínicas a fim de tornar a viagem pelo mundo da anticoagulação o mais agradável possível. Tome fôlego, confie que o capítulo de farmacologia não é tão longo e árido como seu nome faz crer e embarque na sangrenta aventura da anticoagulação oral.

SUMÁRIO

CAPÍTULO 1 .... **10**
Farmacologia dos anticoagulantes orais varfarínicos
Dr. Guilherme Spina
Dr. Paulo de Lara Lavítola

CAPÍTULO 2 .... **26**
Farmacologia e uso dos novos anticoagulantes orais não varfarínicos
Dr. Roney Orismar Sampaio
Dr. Rafael Madureira Montroni

CAPÍTULO 3 .... **48**
Anticoagulação oral na fibrilação atrial não valvar
Dr. Guilherme Spina
Dr. Fábio Fumagalli Garcia
Dr. Miguel Nassif Jr.

CAPÍTULO 4 .... **61**
Indicações de anticoagulação oral em valvopatas
Dr. Lucas José Tachotti Pires
Dr. Flávio Tarasoutchi

CAPÍTULO 5 .... **67**
Anticoagulação e trombofilias na gravidez e puerpério
Dra. Fernanda Spadotto Baptista
Dr. André Luiz Malavasi Longo de Oliveira

CAPÍTULO 6 .... **84**
A anticoagulação oral na prática: como fazer?
Dr. Guilherme Spina

CAPÍTULO 7 .... **101**

Suspendendo a anticogulação oral antes de procedimentos – A ponte de heparina

Dr. Guilherme Spina

CAPÍTULO 8 .... **113**

Emergências em anticoagulação oral

Dra. Ximena Ferrugem Rosa

Dr. Tarso Augusto Duenhas Accorsi

CAPÍTULO 9 .... **127**

Anticoagulação oral na profilaxia de trombose venosa profunda

Dr. Ricardo Casalino Sanches de Moraes

CAPÍTULO 10 .... **136**

Os novos anticoagulantes orais estão prontos para o uso?

Dr. Guilherme Spina

AUTORES

Paulo de Lara Lavítola
Doutor em Cardiologia pela FMUSP. Mestre supremo da anticoagulação oral.

Roney Orismar Sampaio
Doutor em Cardiologia pela FMUSP. Médico assistente da Unidade Clínica de Valvopatia do InCor - HCFMUSP.

Rafael Madureira Montroni
Cardiologista, pós-graduando em Cardiologia no InCor - HCFMUSP.

Fábio Fumagalli Garcia
Cardiologista, pós-graduando em Cardiologia no InCor - HCFMUSP.

Miguel Nassif Jr.
Cardiologista, pós-graduando em Cardiologia no InCor - HCFMUSP.

Lucas José Tachotti Pires
Cardiologista, pós-graduando em Cardiologia no InCor - HCFMUSP.

Flávio Tarasoutchi
Diretor da Unidade Clínica de Valvopatia do InCor - HCFMUSP. Professor livre-docente pela FMUSP.

Fernanda Spadotto Baptista
Médica Obstetra. Pós-graduanda em Obstetrícia no HCFMUSP.

André Luiz Malavasi Longo de Oliveira
Mestre em Obstetrícia pela FMUSP. Diretor médico do Centro de Referência de Saúde da Mulher - Hospital Pérola Byngton.

Ximena Ferrugem Rosa
Cardiologista, pós-graduando em Cardiologia no InCor - HCFMUSP.

Tarso Augusto Duenhas Accorsi
Médico assistente da Unidade Clínica de Valvopatia do HCFMUSP, pós-graduando em Cardiologia no InCor - HCFMUSP.

Ricardo Casalino Sanches de Moraes
Doutor em Cardiologia pela FMUSP, médico do programa de pós-graduação do Instututo de Ensino e Pesquisa do Hospital Albert Einstein - SP.

1

FARMACOLOGIA
—— DOS ——
ANTICOAGULANTES ORAIS VARFARÍNICOS

DR. GUILHERME S. SPINA
DR. PAULO DE LARA LAVÍTOLA

Por mais de sessenta anos, os únicos anticoagulantes orais disponíveis foram os inibidores competitivos da vitamina K, chamados de derivados varfarínicos. Os inibidores da vitamina K se mostraram altamente eficazes em muitas situações clínicas e o tempo e inúmeros estudos fizeram com que seus efeitos colaterais fossem bem compreendidos e, além disso, com que um método correto de uso desses medicamentos fosse desenvolvido.

A varfarina é o dicumarínico mais utilizado por suas propriedades farmacológicas favoráveis, pela biodisponibilidade de 8% a 100% e pelo início e duração de ação previsíveis. Ela ainda é absorvida pelo trato gástrico e transformada em metabólitos inativos no retículo sarcoplasmático dos hepatócitos, apresentando grande fixação à albumina e somente pequena quantidade inativa eliminada pelos rins.

HISTÓRICO

Os anticoagulantes orais varfarínicos têm uma história bastante interessante. Tudo começou em 1920, com o surto de uma nova doença no gado do norte dos Estados Unidos e no Canadá – uma doença hemorrágica, que levava a importantes sangramentos depois de pequenos procedimentos, e, mesmo espontaneamente, com alta taxa de mortalidade.

Em 1921, Frank Schofield, um patologista veterinário canadense, determinou que o gado vinha ingerindo silagem de trevo doce (*Melilotus officinalis*, um tipo de pastagem) mofada, que funcionava como um potente anticoagulante. Apenas o feno feito de trevo doce mofado (figura 1.1) produzia a doença. Schofield comprovou a sua teoria experimentalmente em coelhos, feito reproduzido por outros autores em 1929. O próprio Schofield descobriu que a doença era completamente reversível por meio de transfusões de plasma.

Em 1933, Karl Paul Link, na Universidade de Wisconsin, iniciou pesquisas para identificar a natureza do agente anticoagulante do feno de trevo doce mofado. Após cinco anos de trabalho para identificar e isolar uma quantidade suficiente de anticoagulante para análise, foi identificado a 3-3´metileno-bis (4-hidroxicumarina), que foi nomeada dicumarol por Link. A molécula foi sintetizada em 1940 e experimentalmente foi provado que era idêntica ao extrato de trevo doce mofado.

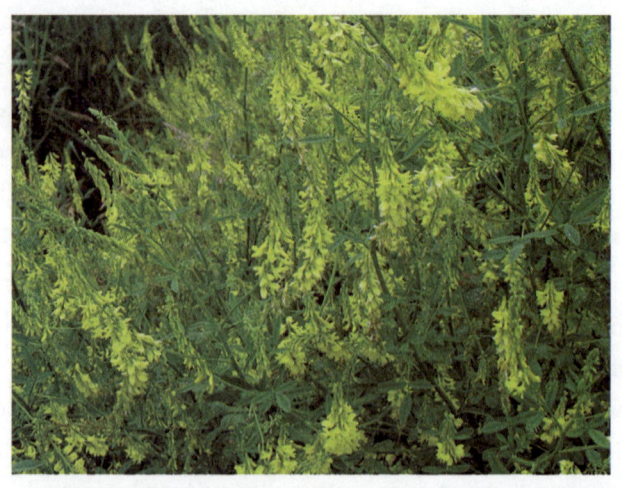

Figura 1.1 – Trevo doce, *Melilotus officinalis*, espécie de pastagem originária da Europa e que logo colonizou o hemisfério norte, tornando-se uma espécie invasora. A planta não é nada parecida com um trevo.

O dicumarol é o resultado do processamento da molécula cumarina, presente em vários vegetais, por fungos. Os fungos transformam a cumarina em vários compostos, como a 4-hidroxicumarina, e depois, na presença de formol, que ocorre naturalmente neste meio, transforma-se em dicumarol. Desta forma, o dicumarol é considerado um produto de fermentação e uma micotoxina[1].

A cumarina naturalmente presente nas plantas não tem efeito anticoagulante – ela é responsável pelo cheiro doce que emana de certas plantas, tal como o trevo doce, após seu corte e explica o cheiro agradável de grama cortada. Essa é a real origem do nome da planta, que na verdade tem sabor amargo.

Nos anos posteriores, vários compostos semelhantes foram sintetizados, e iniciou-se o uso clínico do dicumarol, mas sem muito sucesso, devido a frequentes efeitos colaterais. Ao mesmo tempo, Link continuou suas pesquisas, desenvolvendo drogas mais potentes para serem usadas como veneno para roedores. A varfarina foi criada com este fim em 1948. O nome varfarina (em inglês, *warfarin*) foi derivado do acrônimo WARF (Wisconsin Alumni Research Foundation), relativo à organização que patrocinou a pesquisa de Link, sendo que o prefixo *–arin* denota a ligação com a cumarina[2].

Em 5 de abril de 1951, Link foi informado pelo Capitão J. Love, da marinha americana, que um recruta fora admitido no hospital naval por ter ingerido um concentrado de varfarina e amido de milho usado como raticida por cinco dias. Rapidamente, nas palavras do próprio Link, o recruta percebeu que a varfarina não era um agente eficiente para "se livrar dessa angústia mortal"[2]. Link pondera que a falta de toxicidade imediata da varfarina deu tempo ao recruta para pensar na vida e finalmente procurar atendimento hospitalar, no qual deu entrada com um quadro típico de "doença do trevo doce". Ele foi tratado com transfusões de sangue e vitamina K, tendo plena recuperação. Esse caso estimulou o início do uso clínico da varfarina como anticoagulante oral[3]. Um dos primeiros pacientes a receber a varfarina foi o presidente americano Dwight D. Eisenhower, como tratamento para infarto do miocárdio, em 1955.

A varfarina recentemente foi ligada a um outro fato político: alguns autores[4] acreditam que Josef Stálin pode ter sido morto devido ao envenenamento por varfarina. Sendo inodora e insípida, a varfarina pode ter sido ministrada sorrateiramente ao líder soviético por membros do regime que se sentiam ameaçados, como Lavrentiy Beria ou até mesmo Nikita Khrushchev. Stálin morreu por complicações de acidente vascular cerebral hemorrágico, mas sua necrópsia revelou sangramentos em outros órgãos, levantando a teoria do envenenamento.

MECANISMO DE AÇÃO

Vamos tomar aqui a varfarina como protótipo para todos os anticoagulantes inibidores da vitamina K. As informações de mecanismos de ação e interações são bastante semelhantes às das outras drogas da classe.

A varfarina interfere com o metabolismo da vitamina K (figura 1.2), responsável por promover a carboxilação N-terminal dos fatores de coagulação II, VII, IX e X (método mnemônico fácil para lembrar quais fatores de coagulação são afetados pela varfarina: "Quanto é 2 + 7? 9! Nota 10!"). Para serem ativos, os fatores de coagulação precisam estar carboxilados para promover as mudanças conformacionais nas proteínas da coagulação. A inibição da ativação desses fatores diminui a atividade da via extrínseca da coagulação, aumentando o tempo de protrombina.

É importante lembrar que alguns sistemas anticoagulantes, como as proteínas C, S e Z, também têm sua ação diminuída pela varfarina[5], e, como a meia-vida dessas proteínas é menor do que a meia-vida dos fatores de coagulação, há o potencial da varfarina ser protrombótica, especialmente entre o 3º e o 5º dia do seu uso. Por este motivo, no início do uso de varfarina, é prudente que seja utilizado outro anticoagulante, como heparinas de baixo peso molecular, para prevenir fenômenos trombóticos causados pelos níveis normais de fatores de coagulação associados a baixos níveis de proteínas C e S. O evento trombótico mais típico da síndrome protrombótica do início de anticoagulação é a necrose cutânea por varfarina.

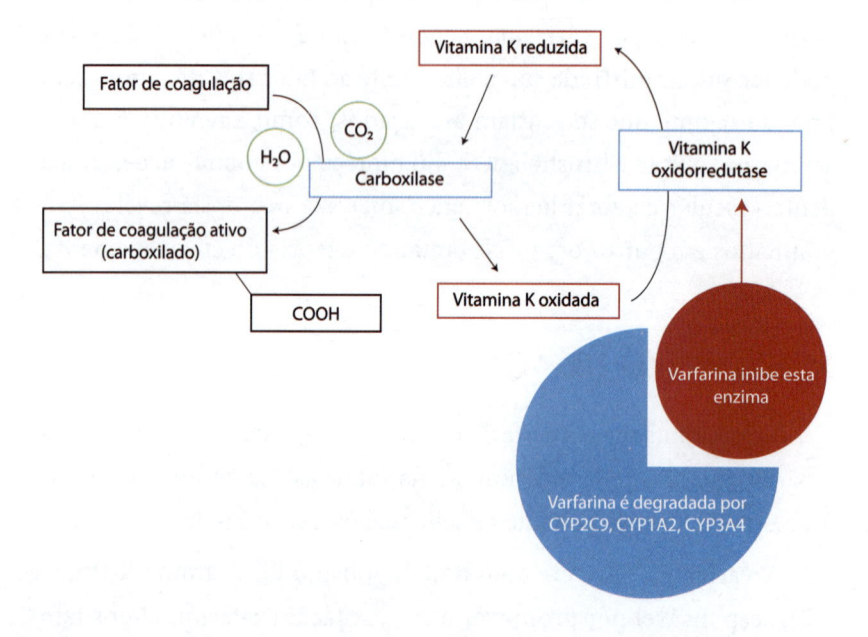

Figura 1.2 – Representação esquemática do mecanismo de ação dos anticoagulantes orais inibidores da vitamina K, tendo como protótipo a varfarina. Polimorfismos tanto nos citocromos que degradam a varfarina como na vitamina K oxidorredutase podem explicar a grande variabilidade de doses necessárias à anticoagulação oral.

O grande problema da varfarina, assim como o de todos os anticoagulantes orais inibidores de vitamina K, é a grande variabilidade de dosagem entre pacientes. Há inúmeros polimorfismos genéticos descritos, tanto dos citocromos que degradam a varfarina como da vitamina K oxidorredutase (VKOR), enzima-alvo da varfarina. Já foram descritos inclusive indivíduos que são verdadeiramente resistentes à ação da varfarina em razão da mutação dessa enzima.

Se imaginarmos as possíveis mutações da VKOR e dos diversos citocromos, chegaremos à conclusão de que há possibilidades quase infinitas de combinações que influenciam a ação da varfarina. Autores chegaram a quantificar que mutações nos citocromos e na VKOR poderiam responder por 63% da variação de dosagem da varfarina[6], enquanto outro autor, ao estudar uma população um pouco mais próxima da realidade, chegou à conclusão de que esses mesmos polimorfismos só poderiam responder por 30% da variabilidade na dosagem da varfarina[7].

Até fórmulas para prever a dose possível de varfarina baseada nos polimorfismos genéticos foram descritas – infelizmente, algoritmos que não têm ainda nenhuma utilidade prática.

Qual inibidor da vitamina K utilizar?

Além de toda a complicação inerente à farmacologia dos inibidores da vitamina K, ainda temos mais um fato a considerar: além da varfarina, a mais utilizada dessas drogas, existem outros anticoagulantes inibidores de vitamina K menos usados, tais como a fencoprumona e o acenocumarol.

A recomendação aqui é simples: a vida já é complicada o suficiente com a varfarina. Seu uso já requer extremos cuidados e a curva de aprendizado é demorada, sendo necessários meses ou anos para nos familiarizarmos com o uso clínico dessa medicação. Assim, ao nos depararmos com um paciente em uso de outro inibidor de vitamina K devemos substituí-lo pela varfarina, e solicitar que o prescritor original faça uma tatuagem: afinal a unica razão lógica para prescrever outro inibidor de vitamina K é querer mostrar sua individualidade em um mundo cada vez mais massificado e indiferente.

Os outros anticoagulantes orais inibidores da vitamina K só devem ser prescritos àqueles pacientes alérgicos à varfarina.

Só mais um complicador: recomenda-se que o paciente use sempre a varfarina de um mesmo laboratório, pois pequenas variações farmacológicas da mesma droga ocasionam grandes variações no INR (por ex.: varfarina sódica cristalina vs. varfarina sódica amorfa).

INTERAÇÕES FARMACOLÓGICAS

Esta seção pode ser bastante simplificada ao adotarmos o seguinte algoritmo: qualquer medicação vai, a princípio, ter algum tipo de interação com a varfarina. Sabemos pela prática clínica e pela frequência de associação as interações mais importantes, como, por exemplo, a da varfarina com a amiodarona. Como as duas medicações são frequentemente associadas no tratamento de pacientes com fibrilação atrial paroxística, é comum observar a dramática potencialização do efeito da varfarina pela amiodarona.

A bula da varfarina, nos Estados Unidos, descreve mais de 200 interações farmacológicas. O mais interessante é que ninguém sabe ao certo quais drogas interagem com a varfarina. Um autor[8] recentemente comparou as interações farmacológicas descritas para a varfarina em três bases de dados sobre medicações (Clinical Pharmacology, ePocrates e Micromedex) com a própria bula americana da varfarina. As publicações descreviam um total de 648 interações possíveis, mas apenas 50 destas eram comuns às quatro fontes. Como dissemos, tudo, seja líquido, sólido, gasoso ou plasmático, pode interagir e modificar o efeito da varfarina, geralmente da maneira mais imprevisível.

Drogas podem aumentar ou diminuir a meia-vida da varfarina, podem inibir sua degradação competindo com os citocromos que degradam a medicação e até alterar a disponibilidade de vitamina

K modificando a flora intestinal, que é muito importante no seu metabolismo. Este é um dos mecanismos pelos quais antibióticos em geral quase sempre interferem no efeito anticoagulante da varfarina.

O que fazer para prevenir tragédias decorrentes dessas milhares de interações farmacológicas? A resposta é simples – sempre monitore o INR antes e depois da introdução de qualquer medicação. Além disso, devemos educar os pacientes a utilizar sempre as mesmas medicações, como analgésicos ou antitérmicos – em geral dipirona ou paracetamol –, e evitar medicações que interajam de forma grave com a varfarina, como é o caso dos anti-inflamatórios não hormonais.

Especial cuidado deve ser tomado quanto ao uso de suplementos vitamínicos, remédios fitoterápicos e "naturais" em geral. Apesar de geralmente serem inúteis, essas ervas, chás e produtos podem ser perigosos, uma vez que os pacientes não os associam a efeitos colaterais. Muitas vezes, o uso dessas substâncias não é informado ao médico assistente. A literatura médica possui abundância de relatos de interações medicamentosas entre anticoagulantes orais e tais produtos[9]. Desta forma, o paciente deve ser estimulado a sempre informar o médico de qualquer substância que venha a usar ou esteja usando. Mesmo placebos homeopáticos podem ter potenciais danosos e merecem ser tratados com a devida cautela, ou seja, deve-se pedir um novo exame de INR a cada possível interferente.

INTERAÇÕES NÃO FARMACOLÓGICAS E ALIMENTARES

Um dos maiores dilemas dos usuários de varfarina é a dieta. Muitos médicos orientam pacientes que fazem uso de varfarina a restringir a ingestão de vitamina K, evitando verduras verde-escuras e outros alimentos, como o nabo. O ideal é que o paciente mantenha sua dieta habitual e que esta seja até rica em vitamina K – estudos[10] apontam que pacientes que ingerem esse nutriente de forma adequada tendem a apresentar INRs mais estáveis do que aqueles pacientes que ingerem doses baixas de vitamina K.

O ideal, desta forma, é que o médico ajuste a dose de varfarina à dieta do paciente, e não o contrário. Em casos raros pode ser necessário realizar pequenas alterações na dieta, se houver a ingestão de grande quantidade de alimentos muito ricos em vitamina K. Recentemente, um paciente com prótese metálica aórtica recém-implantada estava com extrema dificuldade em atingir INR acima de 2,0. Após anamnese cuidadosa, notou-se que o indivíduo em questão ingeria grandes quantidades de tererê (espécie de chimarrão frio, comum no estado de Mato Grosso do Sul). Ao diminuir sua ingestão de erva-mate, houve aumento do efeito anticoagulante da varfarina.

A lista de alimentos que podem interferir com a varfarina tem ainda menos consensos que as interações farmacológicas. Autores citam, no mesmo artigo[9], que o chá verde pode interferir de forma importante na ação do anticoagulante; logo após, declaram que essa interação é pouco provável. Também alertam para os efeitos graves e catastróficos da ingestão de manga, que pode potencializar o efeito anticoagulante dos inibidores de vitamina K, fato não observado em nosso meio. Provavelmente um número infinito de interferentes, desde as variedades dos vegetais, passando por polimorfismos genéticos da população estudada até hábitos de consumo de alimentos particulares às populações, contribui para esta disparidade de observações.

Assim, a melhor orientação é a de que o paciente não mude em nada seus hábitos alimentares e de vida e comunique imediatamente ao médico se houver alteração do padrão dietético, como realização de dietas alimentares ou jejuns prolongados. Durante o Ramadã, por exemplo, os muçulmanos não ingerem alimentos durante o dia. Um exame de INR logo após o início desta prática seria interessante para o médico.

UTILIZANDO O INR

O tempo de protrombina responde a uma diminuição da atividade de três (II, VII e X) dos quatro fatores de coagulação dependentes de vitamina K. Nos primeiros dias após o uso da varfarina, o tempo de protrombina (TP) aumenta principalmente por redução no fator VII, que tem a meia-vida mais curta (6 horas) dos três. Com o passar dos dias, o TP passa a refletir a diminuição dos três fatores de coagulação supracitados.

O exame de TP é feito ao adicionar cálcio e tromboplastina ao plasma citratado. O problema é que a atividade das tromboplastinas é bastante variável e pode influir no resultado do exame. A responsividade da tromboplastina pode ser medida pelo Índice de Sensibilidade Internacional (ISI). Tromboplastinas altamente sensíveis apresentam aproximadamente ISI = 1 e são compostas por fator tecidual humano produzido por DNA recombinante e preparações bem definidas de fosfolípides.

Um modelo de calibração para tromboplastinas de diferentes atividades foi adotado em 1982, convertendo o TP medido em um INR (índice internacional normatizado) por uma das seguintes fórmulas, nas quais "ISI" denota o ISI das tromboplastinas usadas para realizar a medicação do TP:

$$INR = (TP\ do\ paciente\ /\ TP\ normal\ do\ dia)^{ISI}$$
$$Log\ INR = ISI\ (log\ do\ TP\ observado)$$

O ISI reflete a responsividade de uma dada tromboplastina comparada às tromboplastinas de referência da Organização Mundial de Saúde (OMS), de forma que quanto mais sensível for um reagente, menor será o valor do ISI. Desta maneira, ao solicitar um exame de INR ao paciente, devemos preferir laboratórios que usem tromboplastinas com ISI mais próximo de 1,0. O College of American Pathologists recomenda que sejam usadas tromboplastinas que tenham pelo menos ISI < 1,7. Devemos lembrar que o ISI fornecido pelos fabricantes de reagentes nem sempre está correto – o ideal é que o ISI possa ser calculado localmente a partir de plasmas com INR conhecidos.

Devemos recordar ainda que, infelizmente, nem na parte laboratorial a anticoagulação oral está livre de interferentes: demora-se a processar o sangue ou plasma com muito citrato (causado por quantidade insuficiente de sangue no tubo de coleta), o que pode alongar o TP e prejudicar a interpretação do exame.

O TTR – MEDIDA DE EFICIÊNCIA DA ANTICOAGULAÇÃO ORAL

Para medirmos a eficiência da anticoagulação oral, a melhor ferramenta é o tempo na faixa terapêutica, TTR (do inglês, *Time in Therapeutic Range*). Vários estudos [11,12,13] indicam que há uma forte relação entre o TTR e eventos trombóticos e hemorrágicos – quanto mais tempo o paciente permanecer no INR adequado, menor a possibilidade de ocorrerem eventos trombóticos ou hemorrágicos, como descrito pela figura abaixo.

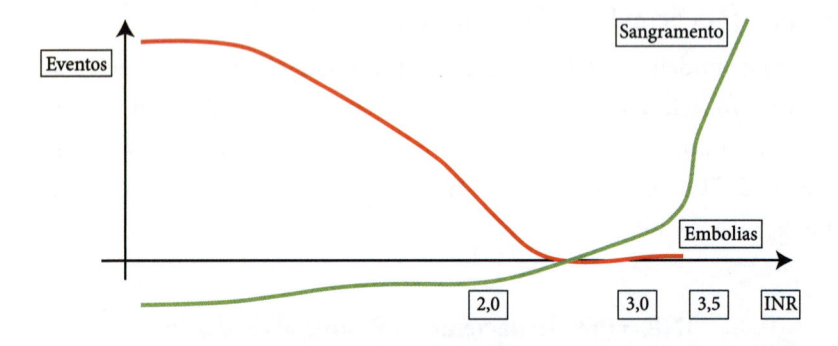

Figura 1.3 – Relação entre INR e eventos hemorrágicos ou trombóticos em pacientes com alto risco de eventos embólicos. A faixa terapêutica de anticoagulação, de 2,0 a 3,0 (ou 3,5) de INR, está associada à menor incidência desses eventos. Por isso, quanto maior o tempo na faixa terapêutica (TTR), menor a incidência de eventos.

Há vários métodos para se medir o TTR, o que, infelizmente, levou a alguma variação dos resultados da literatura. O TTR é mais comumente calculado usando-se a fração de todos os resultados de INR de paciente que esteja na faixa terapêutica (ou seja, número total de INRs/número de INRs dentro de faixa terapêutica). Esse método é preferível para pacientes individuais ou estudos mais detalhados.

Outros métodos mais controversos envolvem um "estudo transversal" de INRs – ou seja, em um determinado dia, divide-se o número total de INRs em faixa terapêutica pelo total de INRs feitos naquele dia –, procedimento mais adequado para avaliar o desempenho do serviço de anticoagulação oral. Por último, pode ser usado o "método de interpolação de Rosendaal"[14], que nada mais é do que assumir uma relação linear entre cada INR colhido e alocar (ou chutar) um INR específico para cada dia entre as coletas de INR para cada paciente. Este último método pode apresentar maiores fatores de confusão, já que não sabemos se o comportamento do INR entre medidas é realmente linear. Considerando-se como é confuso e exótico o mundo da anticoagulação oral, não seria inesperado que tal comportamento fosse determinado por uma equação matemática extremamente complicada.

USANDO A FARMACOLOGIA NA PRÁTICA: A ESTRATÉGIA *GRAN TURISMO*

Tendo em vista a farmacodinâmica extremamente complexa da varfarina, não é surpresa que muitos médicos tenham dificuldades de iniciar e manter um paciente em anticoagulação oral permanente. Com alguns cuidados básicos, entretanto, e aderindo a um algoritmo simples de ajuste de dosagem, a anticoagulação oral é possível e mais simples do que parece[15].

Para entendermos a estratégia *Gran Turismo*, alguns dados são necessários para análise:

1) A relação dose-resposta da varfarina é uma exponencial: pequenas variações na dose determinam grandes variações na resposta do INR.

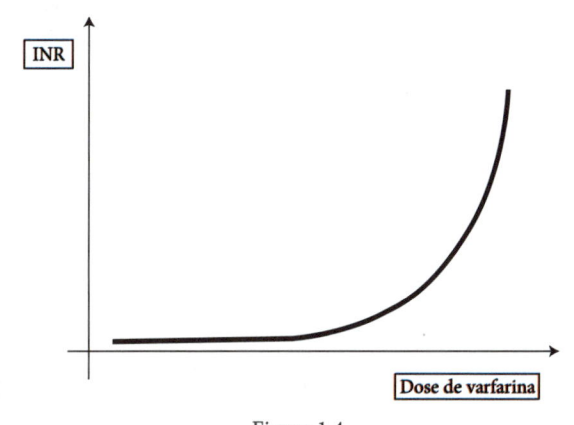

Figura 1.4

2) O INR atual reflete a dose de varfarina dos últimos 7 dias.

3) O que importa é a dose total, não importando se a dosagem de varfarina é constante ou não durante a semana.

Com esses três dados, foi concebida a estratégia baseada no célebre jogo criado por Kazunori Yamauchi: ao pilotarmos um carro em um jogo de corridas ou em uma pista, logo percebemos que grandes alterações de rota levam a acidentes – ou o carro estará fora da pista ou logo irá ser destruído ao colidir contra algum objeto imóvel. Assim, o jogador (ou piloto) logo descobre que pequenas, frequentes e suaves alterações de rota são preferíveis a alterações intempesivas e súbitas.

A mesma coisa acontece com o ajuste de INR. Recentemente, estudos[16] comprovaram que variações pequenas na dose de varfarina levam a um melhor controle do INR e, por consequência, do tempo total em TTR. A estratégia *Gran Turismo* vem propor uma estratégia simples, que pode ser seguida sem a necessidade de programas de computador e algoritmos complicados.

Afinal, qual é a estratégia proposta? Simples: variar a dose de varfarina de forma suave e frequente quando o INR estiver fora de faixa terapêutica – em geral sem variar mais do que 2,5 mg por semana (ou meio comprimido de 5 mg por semana) ou 10% da dose semanal, aproximadamente. Assim, conseguiremos manter o paciente mais tempo na faixa terapêutica de anticoagulação. Devemos frisar que a variação da dose deve ser baseada na dose semanal, e não na diária. De acordo com o que iremos abordar em capítulo subsequente sobre a anticoagulação oral na prática clínica, a dose diária de varfarina não precisa ser constante, contanto que a dose semanal seja.

Van Spall et al.[16] validou uma estratégia semelhante no estudo Re-Ly: sua estratégia era de variar 10% a dose se o INR estivesse fora de 1,51 a 1,99 e de 3,01 a 4,00, mas próximo dessas metas, e variar 15% a dose para maiores distâncias da meta.

As figuras a seguir (1.5 e 1.6) demonstram um regime empírico de anticoagulação e a estratégia *Gran Turismo*:

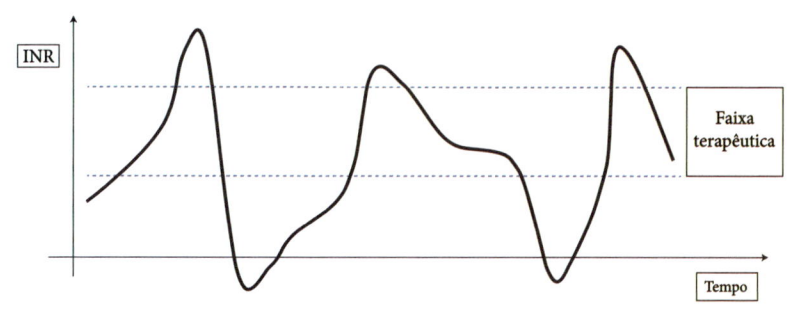

Figura 1.5 – Variações de INR em pacientes com doses empíricas de varfarina, sem utilização de algoritmos e com grandes variações na dose semanal de varfarina e menor TTR.

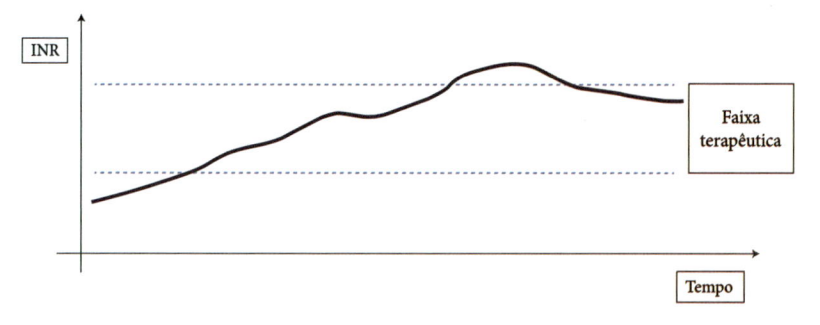

Figura 1.6 – Estratégia *Gran Turismo*. Comportamento do INR utilizando-se pequenas variações na dose semanal de varfarina. Note o maior tempo dentro da faixa de INR terapêutica (TTR).

Outros cuidados são necessários para aumentar o TTR de nossos pacientes. Em primeiro lugar, podemos tolerar um INR de até 3,5 sem mudança da dose de varfarina, mesmo que a meta de anticoagulação do paciente seja = 3,0 – em geral, pacientes com INR um pouco mais alto que 3,0 voltam à faixa terapêutica em INRs subsequentes. Diminuir a dose de varfarina desses pacientes por um INR pouco maior que 3,0 pode fazer que o paciente fique pouco anticoagulado, com INR abaixo de 2,0, dada a natureza exponencial da dose-resposta da varfarina.

Assim como a estratégia de Van Spall et al.[16], a estratégia *Gran Turismo* prevê algumas alterações maiores da dosagem de varfarina, mas apenas em situações excepcionais. Ao nos depararmos com INR muito alto, maior que 4,0, devemos excluir os seguintes fenômenos: uso de dose de varfarina diferente da prescrita; interação medicamentosa; mudança dietética radical; e introdução de alimento ou substância interferente. Só após anamnese detalhada, excluindo-se os fatores interferentes supradescritos, poderemos alterar a dosagem prescrita.

No caso de INRs muito baixos, próximos ou iguais a 1,0, a principal causa é a falta do uso da medicação. Deveremos, nesse caso, perguntar por que o paciente cessou o uso da medicação e, principalmente, há quantos dias não a usa. Como qualquer medicação de uso contínuo, o uso irregular de varfarina é relativamente comum, especialmente entre a população de estrato socioeconômico mais baixo e que depende de fornecimento governamental de medicamentos.

Recomendações práticas de seu uso e a conduta durante emergências e sangramentos, assim como estratégias para o início da anticoagulação oral, serão abordados em capítulos subsequentes.

REFERÊNCIAS

1) Bye, A, King, HK. The biosynthesis of 4-hydroxycoumarin and dicoumarol by Aspergillus fumigatus Fresenius. Biochemical Journal 117, 237–245,1970.

2) Link, KP. The Discovery of Dicumarol and Its Sequels Circulation. 1959;19:97-107

3) Kellum, J M. Warfarin for suicide. J.A.M.A. 148: 1443, 1952.

4) Faria MA. Stalin's mysterious death. Surg Neurol Int 2011; 2:161

5) Becker R. The importance of factor Xa regulatory pathways in vascular thromboresistance: focus on protein Z. J Thromb Thrombolysis. 2005; 19(2): 135-137.

6) Vecsler M, Loebstein R, Almog S, et al. Combined genetic profiles of components and regulators of the vitamin K-dependent gamma-carboxylation system affect individual sensitivity to warfarin. Thromb Haemost. 2006; 95(2): 205-211.

7) Limdi NA, Arnett DK, Goldstein JA, et al. Influence of CYP2C9 and VKORC1on warfarin dose, anticoagulation attainment and maintenance among European-Americans and African-Americans. Pharmacogenomics. 2008; 9(5): 511-526.

8) Anthony M, Romero K, Malone DC, Hines LE, Higgins L, Woosley RL. Warfarin interactions with substances listed in drug information compendia and in the FDA-approved label for warfarin sodium. Clin Pharmacol Ther. 2009; 86 (4): 425-429.

9) Ageno W, Gallus AS, Wittkowsky A, et al. Antithrombotic Therapy and Prevention of Thrombosis, 9th ed: American College of Chest Physicians Evidence-Based Clinical Practice Guidelines. CHEST 2012; 141(2)(Suppl):e44S–e88S Oral Anticoagulant Therapy

10) Sorano GG, Biondi G, Conti M, Mameli G, Licheri D, Marongiu F. Controlled vitamin K content diet for improving the management of poorly controlled anticoagulated patients: a clinical practice proposal. Haemostasis. 1993; 23 (2): 77-82.

11) Palareti G, Legnani C, Guazzaloca G, et al; ad hoc Study Group of the Italian Federation of Anticoagulation Clinics. Risks factors for highly unstable response to oral anticoagulation: a case-control study. Br J Haematol. 2005; 129 (1):72-78.

12) Forfar JC. Prediction of hemorrhage during long-term oral coumarin anticoagulation by excessive prothrombin ratio. Am Heart J. 1982; 103 (3): 445-446.

13) White HD, Gruber M, Feyzi J, et al. Comparison of outcomes among patients randomized to warfarin therapy according to anticoagulant control: results from SPORTIF III and V. Arch Intern Med. 2007; 167 (3): 239-245.

14) Rosendaal FR, Cannegieter SC, van der Meer FJ, Briët E. A method to determine the optimal intensity of oral anticoagulant therapy. Thromb Haemost. 1993; 69 (3): 236-239.

15) Rose AJ. Improving the management of warfarin may be easier than we think. Circulation. 2012;126:2277-2279

16) Van Spall HGC, Wallentin L, Yusuf S et al. Variation in warfarin dose adjustment practice is responsible for differences in the quality of anticoagulation control between centers and countries. Circulation. 2012;126:2309-2316

2

FARMACOLOGIA E USO
DOS
NOVOS ANTICOAGULANTES ORAIS NÃO VARFARÍNICOS

DR. RONEY ORISMAR SAMPAIO
DR. RAFAEL MADUREIRA MONTRONI

INTRODUÇÃO

Já é bem estabelecido o uso dos anticoagulantes orais varfarínicos na prevenção e tratamento dos quadros tromboembólicos. Embora eficazes, os antagonistas da vitamina K apresentam uma série de inconvenientes que dificultam o seu uso. Há grande variabilidade inter e intraindividual de ação e potencial de interação desses fármacos com alimentos e outras drogas, o que pode levar a flutuações potencialmente perigosas do nível de anticoagulação. Os antagonistas da vitamina K têm início e final da ação demorados, o que prolonga o tempo de hospitalização e aumenta os custos do tratamento. Existe ainda a necessidade de monitorização rigorosa dos níveis de INR em uma janela terapêutica restrita, que limita o uso desses anticoagulantes em pacientes pouco motivados ou que tenham difícil acesso aos serviços médicos.

Na busca de um anticoagulante oral com perfil ideal, a inibição de várias etapas da cascata da coagulação foi estudada, incluindo a inibição direta da trombina e do fator Xa. O ximelagatran, primeiro inibidor direto da trombina que apresentava potencial real de ser uma alternativa à varfarina, mostrou-se eficaz; porém, a toxicidade hepática que advinha de seu uso prolongado impediu sua aprovação nos Estados Unidos e motivou a sua retirada do mercado na União Europeia. A seguir veio a dabigatrana, a segunda molécula da classe que inaugurou uma nova era no tratamento e prevenção do tromboembolismo. Quase concomitantemente a isso, três novas moléculas, inibidoras diretas do fator Xa, chamadas de apixaban, rivaroxaban e edoxaban, foram estudadas para uso clínico.

Apresentaremos a seguir a farmacologia dos principais anticoagulantes orais não varfarínicos e os principais estudos clínicos que justificam o seu uso.

ETIXILATO DE DABIGATRANA

O etixilato de dabigatrana é uma pró-droga de inibidor direto da trombina que é absorvida via oral e convertida rapidamente por esterases plasmáticas e hepáticas em sua forma ativa, a dabigatrana. A dabigatrana interage diretamente com o sítio ativo da molécula da trombina, proporcionando uma inibição competitiva e reversível. Bloqueia tanto a trombina livre como a trombina ligada a coágulos, impedindo a conversão do fibrinogênio em fibrina, a ativação plaquetária e o *up-regulation* dos fatores de coagulação V, VIII e XI (figura 2.1).

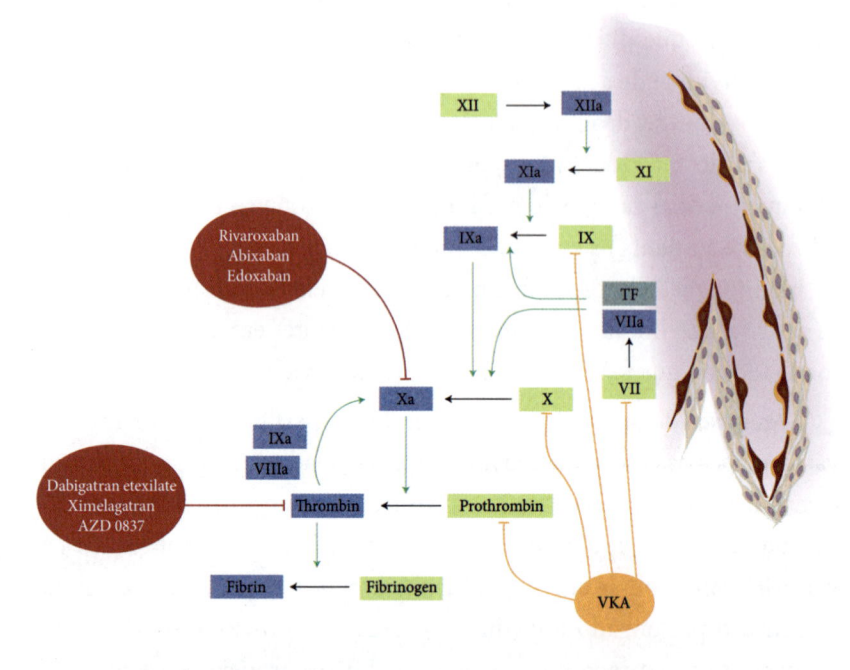

Figura 2.1 – Mecanismo de ação dos principais anticoagulantes orais. Adaptado de Stefeel J e Braunwald E. European Heart Journal 2011; 32:1968-1976.

Farmacocinética e Farmacodinâmica

A biodisponibilidade absoluta da dabigatrana após administração oral é de aproximadamente 6,5%. Em indivíduos saudáveis, a concentração plasmática máxima (C_{max}) da droga é atingida dentro de 0,5 a 2 horas após a administração. A coadministração com alimentos retarda a absorção da pró-droga e posterga a C_{max} para 2 a 4 horas, mas não reduz a biodisponibilidade da mesma.

Depois de atingir a C_{max}, as concentrações plasmáticas de dabigatrana reduzem-se de maneira bifásica, com uma fase de distribuição rápida que resulta em queda da concentração da droga para menos de

30% da C_{max} em 4 a 6 horas e em uma fase de eliminação prolongada, com meia-vida terminal da dabigatrana, de 12 a 17 horas. Não foram observadas alterações tempo-dependentes no perfil farmacocinético da dabigatrana após dosagens múltiplas. Concentrações plasmáticas mínimas estáveis foram atingidas 2 a 3 dias após o início de administração da pró-droga.

Também foi estudado o perfil farmacocinético da dabigatrana após artroplastia total de quadril. No estudo BISTRO I, pacientes que foram submetidos à artroplastia total de quadril receberam uma dose única de etixilato de dabigatrana entre 1 a 3 horas após a cirurgia. Esses pacientes ortopédicos exibiram uma absorção relativamente mais lenta da primeira dose do etixilato de dabigatrana, com início da ação ocorrendo após 1 a 3 horas da administração. A C_{max} foi atingida em aproximadamente 6 horas e a meia-vida da dabigatrana foi ligeiramente estendida para 14 a 17 horas. Esse atraso da absorção só foi observado na primeira dose e se deve provavelmente a efeitos anestésicos e cirúrgicos, como a paresia gastrointestinal.

Observa-se baixa ligação da dabigatrana com proteínas plasmáticas humanas (34% a 35%). O metabolismo da pró-droga é feito por esterases plasmáticas e hepáticas, que convertem o etixilato de dabigatrana em sua forma ativa. O citocromo P450 (CYP450) não participa da metabolização do etixilato de dabigatrana ou de sua forma ativa, o que resulta em baixo potencial de interações medicamentosas.

A dabigatrana é eliminada de forma inalterada por via primariamente renal (cerca de 85%), sendo que uma pequena quantidade é eliminada pelas fezes.

Em indivíduos saudáveis, foram encontradas correlações próximas entre as concentrações plasmáticas de dabigatrana e os tempos de coagulação sanguínea, conforme expresso por aumento do tempo de tromboplastina parcial ativada (TTPa), tempo de coagulação de ecarina (TCE), tempo de trombina (TT) e de protrombina (TP). Há baixa variabilidade interindividual (entre 6% e 11%), o que mostra que a farmacodinâmica da dabigatrana é bastante previsível. O efeito máximo dela nos parâmetros de coagulação ocorre concomitante à C_{max} da droga, com pico de alteração do coagulograma ocorrendo após 2 horas da administração, redução rápida desse efeito em 4 a 6 horas, seguido de uma redução mais lenta do efeito. Após 12 horas da administração da droga, a coagulação sanguínea havia recuado aproximadamente 50% do efeito máximo. Em 24 horas, observam-se apenas efeitos residuais mínimos.

Interações alimentares e medicamentosas

Como foi exposto anteriormente, a ingestão do etixilato de dabigatrana com alimentos retarda o tempo para se atingir a C_{max} do metabólito ativo em 2 a 4 horas; porém, como não há diminuição da biodisponibilidade da droga com os alimentos, a pró-droga pode ser administrada independentemente da alimentação.

O etixilato de dabigatrana é um substrato do transportador de efluxo glicoproteínico P (P-gp). É previsível que a administração concomitante a fortes inibidores da P-gp, tais como amiodarona, verapamil, quinidina, cetoconazol e claritromicina, resulte em aumento das concentrações plasmáticas de dabigatrana. O uso com cetoconazol sistêmico, ciclosporina, itraconazol e tacrolimus é contraindicado. A amiodarona aumenta a C_{max} e a área sob a curva (AUC) da dabigatrana em 50% e 60%, respectivamente. Considerando-se a longa meia-vida da amiodarona, essa interação pode permanecer ativa por semanas após sua suspensão. Os indutores da P-gp, tais como rifampicina, erva-de-são-joão (*Hypericum perforatum*), carbamazepina e fenitoína, por outro lado, diminuem as concentrações plasmáticas da dabigatrana e o uso concomitante dessas drogas com a dabigatrana deve ser evitado.

Uso em populações especiais

Em comparação com indivíduos jovens, os idosos apresentam concentrações plasmáticas 1,7 a 2 vezes mais altas. Isso pode ser explicado pelo declínio da função renal com a idade. Em pacientes com insuficiência renal moderada (*clearence* de creatinina entre 30 e 50 ml/min), a concentração de dabigatrana é 2,7 vezes maior. Ajustes posológicos devem ser feitos na dependência da indicação.

Não foram observadas alterações da farmacocinética em pacientes com insuficiência hepática moderada (Child-Pugh B). Vale lembrar que os estudos clínicos excluíram pacientes com elevação de transaminases superiores a duas vezes o normal, de tal forma que o uso da dabigatrana nessa população não é recomendável.

Não há dados referentes ao uso de dabigatrana em gestantes. Os efeitos sobre o bebê durante a lactação também não foram investigados. Se for necessário o uso da droga durante a amamentação, esta deverá ser suspensa.

Estudos clínicos e orientações de uso

A dabigatrana está aprovada para prevenção de trombose venosa profunda (TVP) em cirurgias ortopédicas de joelho e quadril, prevenção de acidente vascular encefálico (AVE) em pacientes com fibrilação atrial (FA) de origem não valvar e tratamento do tromboembolismo venoso agudo (TEV).

Dois grandes estudos comparam a segurança e eficácia do etixilato de dabigatrana contra a varfarina. O estudo RE-LY randomizou 18.113 pacientes que tinham fibrilação atrial não valvar e algum fator de risco para AVE para receber ou dabigatrana 110 mg e 150 mg duas vezes ao dia ou varfarina. O desfecho primário foi AVE ou embolização sistêmica. Os autores do estudo concluíram que a dose de 110 mg de dabigatrana é tão eficaz quanto a varfarina, com menor incidência de sangramento. A dose de 150 mg foi superior à varfarina na prevenção de AVE (redução de risco de 44%), com taxas de sangramento semelhantes às da varfarina. O estudo RE-COVER comparou a administração de 150 mg de dabigatrana duas vezes ao dia à da varfarina para tratamento de TEV com ou sem tromboembolismo pulmonar (TEP). O desfecho primário foi recorrência de TEV sintomático e morte. A conclusão do estudo foi que a dose de 150 mg de dabigatrana duas vezes ao dia é tão eficaz quanto a varfarina para tratamento de TEV, com taxas de sangramento semelhantes e sem a necessidade de monitorização laboratorial do coagulograma.

Baseados nesses dois estudos, recomenda-se o uso de dabigatrana para prevenção de AVE em pacientes com FA de origem não valvar ou TEV, na dose de 150 mg duas vezes ao dia, em pacientes com *clearence* de creatinina maior ou igual a 30 ml/min. Nos pacientes com *clearence* entre 15 e 30 ml/min, a recomendação é de se utilizar a dose de 75 mg duas vezes ao dia. O medicamento não é indicado para pacientes com *clearence* de creatinina menor que 15 ml/min.

Segundo a Agência Europeia de Medicamentos (EMEA), algumas considerações sobre as doses de dabigatrana devem ser feitas em populações especiais. Nos pacientes entre 75 e 80 anos, a dose pode chegar a 150 mg duas vezes ao dia. Nos casos em que o risco de tromboembolismo for baixo e o risco de sangramento for elevado, deve-se considerar a dose de 110 mg duas vezes ao dia. Nos pacientes com 80 anos ou mais, a dose preconizada é de 110 mg duas vezes ao dia.

Os pacientes que receberem dabigatrana e verapamil concomitantemente devem utilizar a dose de 110 mg duas vezes ao dia. Atualmente não se recomenda ajuste de dose de dabigatrana com o uso de outros inibidores da P-gp, como amiodarona e quinidina. A utilização concomitante com ácido acetilsalicílico (AAS), clopidogrel, anti-inflamatórios não hormonais (AINEs), assim como a presença de esofagite, gastrite ou refluxo gastroesofágico, que requerem tratamento com inibidores de bomba de prótons (IBP) ou antagonistas do receptor H_2, aumentam o risco de hemorragia gastrointestinal. Em tais pacientes, deve-se considerar a dose de 110 mg duas vezes ao dia. Nesses casos é recomendada monitorização clínica rigorosa à procura de sinais de hemorragia ou anemia.

Cinco estudos randomizados compararam o uso de etixilato de dabigatrana com profilaxia de TVP em cirurgias ortopédicas de joelho e quadril. Doses diárias entre 100 e 450 mg de dabigatrana foram comparadas às doses de 30 mg de enoxiparina duas vezes ao dia ou 40 mg uma vez ao dia. A maioria dos estudos demonstrou não inferioridade da dabigatrana quando comparada à enoxiparina; contudo, em um estudo, a dabigatrana demonstrou-se pior quando comparada ao regime de enoxiparina 30 mg duas vezes ao dia, e, em outro estudo, mostrou-se melhor do que a enoxiparina, na dose de 300 mg ou mais. As taxas de sangramento foram semelhantes quando utilizada a dabigatrana na dose de 220 mg ao dia ou menor, com um caso de sangramento retroperitoneal fatal no braço da dabigatrana. Doses de 300 mg ao dia ou maiores aumentam a incidência de sangramento não fatal, principalmente nos sítios cirúrgicos.

A dabigatrana é considerada alternativa à profilaxia com enoxiparina para prevenção de TVP em pacientes em pós-operatório de cirurgias ortopédicas de joelho ou quadril. A dose recomendada é de 220 mg uma vez ao dia. Nos casos de cirurgia de joelho, deve-se iniciar com uma cápsula de 110 mg no primeiro dia, entre 1 a 4 horas após o término da operação. Nos demais dias, a dose é de 220 mg uma vez ao dia, até que se perfaça um total de 10 dias. Para cirurgias de quadril, o período de tratamento deve ser estendido para 28 a 35 dias. A grande vantagem da dabigatrana nesses casos é a possibilidade de uso via oral, o que frequentemente pode abreviar o tempo de interação hospitalar e reduzir custos.

RIVAROXABAN

O rivaroxaban é um inibidor direto altamente seletivo e reversível do fator Xa, uma enzima situada em um ponto-chave da cascata de coagulação. Ele inibe tanto o fator Xa livre como o fator Xa ligado à fibrina e ao complexo protrombinase. Por consequência, o rivaroxaban interrompe tanto as vias intrínsecas como as extrínsecas da coagulação, bloqueando a formação de trombina e o desenvolvimento de coágulos. Estudos *in vitro* em plasma pobre e rico em plaquetas demonstraram que o rivaroxaban posterga a geração de trombina na fase de iniciação e reduz a produção em larga escala da trombina durante a fase de amplificação da coagulação. O fator Xa é a principal molécula relacionada à amplificação da cascata de coagulação, sendo que cada molécula de fator Xa gera aproximadamente mil moléculas de trombina. O rivaroxaban não atua diretamente na trombina nem na função das plaquetas (figura 2.1).

Farmacocinética e Farmacodinâmica

O rivaroxaban possui ótima biodisponibilidade oral, situando-se entre 80% a 100% após uma dose de 10 mg. Em indivíduos saudáveis, a C_{max} é atingida entre 2 a 4 horas após a administração oral. A ingestão de alimentos não interfere na farmacocinética da droga.

Na dose de 15 mg, administrada oralmente a indivíduos saudáveis, o rivaroxaban apresenta farmacocinética quase linear, com tempo de meia-vida situado entre 7 e 11 horas para indivíduos jovens e ausência de acúmulo significativo após múltiplas dosagens. Em indivíduos idosos, o tempo de meia-vida é mais prolongado, situando-se entre 11 e 13 horas. A ligação a proteínas plasmáticas situa-se entre 92% e 95%, portanto, não dialisável.

Também foi estudada a farmacocinética do rivaroxaban em indivíduos com insuficiência renal. A AUC é aumentada em 44% em pacientes com insuficiência renal crônica (IRC) discreta, 52% em IRC moderada, e 64% em IRC grave. O tempo para atingir a C_{max} e o tempo de meias-vidas foi discretamente prolongado nesses indivíduos.

O rivaroxaban tem um duplo modo de eliminação. Dois terços da droga são metabolizados no fígado pelas enzimas CYP3A4 e CYP2J2, sendo que, dessa fração, metade é excretada por via renal e metade por via hepatobiliar. Um terço é eliminado de forma inalterada na urina. O rivaroxaban não possui metabólitos ativos conhecidos.

Em indivíduos saudáveis, sua farmacodinâmica é bastante previsível, com prolongamento do TP e TTPa dose-dependente. Estudos demonstraram que a inibição dose-dependente do fator Xa correlaciona-se satisfatoriamente com o prolongamento do TP e, consequentemente, com a geração de trombina. A variabilidade interindividual é moderada, variando entre 30% e 40%.

Interações alimentares e medicamentosas

Não há interações alimentares conhecidas. A administração com ou sem a ingestão de alimentos não afeta a farmacocinética do rivaroxaban.

A coadministração de 15 mg e do AAS 500 mg não teve efeito adicional na agregação plaquetária induzida por colágeno se comparada ao AAS isoladamente. Além disso, o AAS não alterou a farmacocinética do rivaroxaban e os tempos de coagulação não foram alterados quando comparados ao uso isolado deste. O tempo de sangramento foi prolongado, mas esse efeito foi discreto e não foi considerado clinicamente relevante. A coadministração com naproxeno revelou resultados semelhantes. O uso associado a clopidogrel não afetou a farmacocinética da droga, mas houve aumento relevante no tempo de hemorragia em um subgrupo de doentes, não relacionado à antiagregação plaquetária. Apesar disso, o uso concomitante de rivaroxaban e AINEs (incluindo AAS) ou clopidogrel deve ser feito com cautela, pois pode levar a um aumento na incidência de sangramentos. Pacientes com risco aumentado de sangramento gastrointestinal devem receber IBP ou antagonistas do receptor H_2.

O rivaroxaban é um substrato do citocromo CYP3A4 e do transportador do efluxo P-gp. Consequentemente, o uso de rivaroxaban não é recomendado em conjunto com antimicóticos azólicos sistêmicos, como o cetoconazol e o itraconazol, e com inibidores de protease, como o ritonavir. Aparentemente, o fluconazol tem menor influência na farmacocinética do rivaroxaban, e a administração conjunta pode ser utilizada com cautela. O uso com indutores da P-gp, como rifampicina, carbamazepina e fenitoína, deve ser evitado.

Uso em populações especiais

O sexo não interfere significativamente na farmacocinética da droga. Os extremos de peso apresentaram apenas uma pequena influência sobre as concentrações plasmáticas do rivaroxaban, portanto, não são necessários ajustes nessas condições. Pacientes idosos apresentam AUC

1,5 vezes maior após o uso da droga. Tal efeito deve-se provavelmente ao declínio da função renal nessa faixa etária. Porém, esse aumento não foi considerado clinicamente relevante e não são recomendados ajustes posológicos nesses casos.

Não existem dados de uso em pacientes com *clearence* de creatinina menor que 15 mL/min. O uso de rivaroxaban nessa condição não é indicado. Nos pacientes com *clearence* entre 15 e 29 ml/min, o uso da droga deve ser feito com cautela.

O rivaroxaban pode ser utilizado em pacientes com insuficiência hepática discreta (Child-Pugh A). Já naqueles com insuficiência hepática moderada (Child-Pugh B), a exposição à droga pode ser significativamente aumentada, podendo o medicamento ser utilizado com cuidado desde que nesses casos não haja coagulopatia associada.

O uso em gestantes e durante a amamentação não foi estudado, de tal forma que a droga é contraindicada nessas situações.

Estudos clínicos e orientações de uso

O rivaroxaban está aprovado para prevenção de AVE em pacientes com FA de origem não valvar, prevenção de TVP em pós-operatório de cirurgias ortopédicas e tratamento de TVP sintomática.

O estudo ROCKET AF randomizou 14.247 pacientes com FA não valvar e risco moderado a alto de AVE para receber ou rivaroxaban 20 mg ao dia (15 mg em pacientes com *clearence* de creatinina entre 30 e 49 ml/min) ou varfarina. O desfecho primário foi AVE ou embolização sistêmica. Os resultados demonstraram a não inferioridade do rivaroxaban quando comparado à varfarina nos desfechos primários e nas taxas de sangramento. Contudo, epistaxe e sangramento que necessitou de transfusão foram mais frequentes no grupo rivaroxaban; os sangramentos mais graves, isto é, sangramento fatal e hemorragia intracraniana, foram mais frequentes no grupo da varfarina.

No estudo EINSTEIN-DVT 3449, pacientes com TVP sintomática proximal sem TEP sintomático foram randomizados para receber rivaroxaban 15 mg duas vezes ao dia nas primeiras 3 semanas, seguido por 20 mg ao dia ou enoxiparina por um período não inferior a 5 dias, seguido de varfarina por um período de 3, 6 ou 12 meses (a critério do clínico). O desfecho primário foi TEV sintomático. O rivaroxaban demonstrou não inferioridade quando comparado à varfarina; ambas apresentaram taxas de sangramento similares. Está em andamento o estudo EINSTEIN-PE, que avaliará o uso de rivaroxaban no tratamento do TEP sintomático.

O rivaroxaban foi avaliado para profilaxia de TEV em pós-operatório de cirurgias ortopédicas nos estudos RECORD 1, 2, 3 e 4. Esses estudos arrolaram um total de 12.729 pacientes em pré-operatório de prótese total de quadril ou joelho para receber rivaroxaban 10 mg ao dia de 6 a 10 horas após a cirurgia, ou enoxiparina em dose de 40 mg uma vez ao dia, ou de 30 mg duas vezes ao dia. O desfecho primário foi a incidência de TEV total (composto por TVP sintomática ou assintomática, TEP ou mortalidade por qualquer causa). O tempo total de tratamento com rivaroxaban foi de 31 a 39 dias para prótese total de quadril e de 10 a 14 dias para prótese de joelho. Os autores concluíram que o rivaroxaban foi superior à enoxiparina para prevenção de TEV nesses pacientes, com uma redução de risco relativo (RRR) entre 31% e 79%. O risco de sangramento foi semelhante em ambos os grupos. O estudo MEGALAN, ainda não publicado, comparou ainda 10 mg de rivaroxaban à enoxiparina em pacientes clinicamente enfermos, internados e com risco aumentado de TEV. Os resultados desse estudo serão conhecidos em breve.

APIXABAN

O apixaban é um inibidor oral altamente seletivo e reversível do fator Xa. Assim como o rivaroxaban, liga-se ao fator Xa livre, à fibrina e ao complexo protrombinase, bloqueando as vias intrínseca e extrínseca da coagulação. Difere do rivaroxaban por suas propriedades farmacocinéticas, especialmente pela via de eliminação predominantemente fecal, o que teoricamente confere vantagens de seu uso em pacientes com IRC.

Farmacocinética e Farmacodinâmica

A biodisponibilidade do apixaban é de aproximadamente 50% para doses diárias de até 10 mg. Após a ingestão do comprimido, o princípio ativo é rapidamente absorvido, atingindo a C_{max} em 3 a 4 horas. A farmacocinética da droga não é alterada pela administração concomitante de alimentos.

Apresenta farmacocinética linear com o aumento da dose. O tempo de meia-vida em indivíduos saudáveis situa-se entre 8 e 13 horas. A ligação do apixaban a proteínas plasmáticas é alta, cerca de 87%, portanto não se espera que seja dialisável.

A farmacocinética da droga também foi estudada em indivíduos com IRC. Naqueles com IRC discreta, moderada e grave, a AUC foi aumentada em 16%, 29% e 44% respectivamente, quando comparados a indivíduos com função renal normal.

A farmacocinética também reflete o mecanismo de ação. Como resultado da inibição do fator Xa, há o prolongamento do TP, INR e TTPa. No entanto, as alterações observadas nesses testes de coagulação são pequenas e sujeitas a um grau elevado de variabilidade. Logo, esses testes não são recomendados para monitorizar os efeitos farmacodinâmicos do apixaban. A inibição do fator Xa exibe uma correlação direta e linear com as concentrações plasmáticas do apixaban, atingindo valores máximos nos momentos de pico de concentração da droga. A variabilidade interindividual é moderada e se situa em torno de 30%.

O apixaban tem múltiplas vias de eliminação. A excreção renal corresponde a cerca de 25% da eliminação, sendo o restante, 65%, eliminado por via hepática. É metabolizado majoritariamente via CYP3A4/5, com contribuições menores do CYP1A2, CYP2C8, CYP2C9, CYP2C19 e CYP2J2.

Interações alimentares e medicamentosas

Não há interações alimentares significativas. O apixaban pode ser ingerido com ou sem alimentos.

Assim como o rivaroxaban, o apixaban também é um substrato do CYP3A4 e do transportador do efluxo P-gp. As mesmas interações medicamentosas com antifúngicos sistêmicos azólicos e inibidores de protease são esperadas. O uso concomitante à rifampicina, carbamazepina e fenitoína não é recomendado.

Não foram visíveis alterações da farmacocinética e farmacodinâmica da droga quando coadministrada com AAS 325 mg. A coadministração do apixaban com clopidogrel 75 mg ao dia ou AAS 162 mg ao dia e clopidogrel 75 mg ao dia, em estudos de fase 1, não alterou significativamente os testes de coagulação e a antiagregação plaquetária em comparação com a administração de antiplaquetários sem apixaban. O naproxeno levou a um aumento de 1,5 vezes e de 1,6 vezes da AUC e da C_{max} do apixaban, respectivamente. Apesar disso, não foi observado aumento significativo do tempo de hemorragia no uso concomitante de apixaban e naproxeno. Embora esses estudos indiquem segurança, pode haver casos de indivíduos com respostas farmacodinâmicas mais pronunciadas com a associação do apixaban a AINEs (incluindo AAS) e clopidogrel. Recomenda-se cautela na associação.

Uso em populações especiais

A exposição ao apixaban foi discretamente aumentada em indivíduos do sexo feminino, nos extremos de peso e em idosos. Apesar disso, não são recomendados ajustes posológicos.

O uso da droga em pacientes com IRC e *clearence* de creatinina menor que 15 ml/min não foi investigado e não é recomendado. Os dados são escassos em pacientes com *clearence* entre 15 e 29 ml/min. É recomendada cautela quanto à administração do apixaban nessa população.

Um estudo comparou o uso do medicamento em pacientes com insuficiência hepática leve a moderada (Child-Pugh A e B) e indivíduos saudáveis. A farmacocinética e a farmacodinâmica do apixaban não foram alteradas. As alterações no fator Xa e no INR foram comparáveis entre os indivíduos com doença hepática e os indivíduos saudáveis. O uso da droga pode ser feito com cautela em tais situações. Não é recomendável o uso de apixaban em pacientes com insuficiência hepática grave ou quando existem alterações de transaminases superiores a duas vezes o limite da normalidade.

Estudos clínicos e orientações de uso

O apixaban está aprovado para prevenção de AVE em pacientes com FA de origem não valvar e prevenção de TVP em pós-operatório de cirurgias ortopédicas.

O estudo AVERROES randomizou 5.599 pacientes com FA de origem não valvar, não elegíveis, para receber antagonistas da vitamina K, e aqueles com algum fator de risco para desenvolvimento de AVC, para receber 5 mg de apixaban duas vezes ao dia ou AAS. O desfecho primário foi ocorrência de AVC ou embolização sistêmica. O estudo foi terminado precocemente devido à grande evidência de benefício com o uso do apixaban. Após um ano de seguimento, a incidência de AVC ou embolização sistêmica foi de 1,6% no grupo apixaban e de 3,7% no grupo AAS (HR 0,45; 95% CI 0,32–0,62; P < 0.001). Não houve aumento na incidência de sangramento maior ou de hemorragia intracraniana, no entanto, houve uma tendência à redução de mortalidade no grupo apixaban (3,5%/ano vs. 4,4%/ano, HR 0,79, P = 0,07).

No estudo ARISTOTLE, 18.201 pacientes com FA não valvar e pelo menos um fator de risco para AVC foram randomizados na proporção de 1:1 para receber apixaban 5 mg duas vezes ao dia ou varfarina. O desfecho primário foi ocorrência de AVC ou embolização sistêmica. O estudo foi desenhado para testar não inferioridade, com objetivo secundário de testar superioridade. O seguimento médio foi de 1,8 ano. Os autores do estudo concluíram que o apixaban foi superior à varfarina, com menor incidência de fenômenos embólicos, de sangramentos maiores e menor risco de mortalidade.

O apixaban foi estudado para prevenção de TVP em pós-operatório de cirurgias ortopédicas de quadril e joelho em três grandes estudos chamados ADVANCE-1, 2 e 3. O ADVANCE-1 falhou em alcançar critérios estatísticos de não inferioridade do apixaban 2,5 mg duas vezes ao dia contra enoxiparina 30 mg duas vezes ao dia, após cirurgia de prótese de joelho. Os autores do estudo julgaram que isso ocorreu possivelmente devido à taxa de TVP sintomática, assintomática, TEP e morte, muito menor que a esperada, o que diminuiu o poder estatístico da amostra testada. Os estudos ADVANCE-2 e ADVANCE-3, feitos com maior número de pacientes, mostraram superioridade do apixaban 2,5 mg duas vezes ao dia contra enoxiparina 40 mg ao dia para prevenção de episódios tromboembólicos em pacientes em pós-operatório de prótese de quadril e joelho. A primeira dose do apixaban foi ministrada 12 a 24 horas após a cirurgia e mantida por 10 a 14 dias em caso de prótese de joelho e 32 a 38 dias em caso de prótese de quadril. Em todos os estudos, houve menor incidência de sangramento no grupo apixaban.

Os estudos para tratamento de TVP sintomática e TEP com apixaban estão em andamento.

PERSPECTIVAS FUTURAS E DÚVIDAS ATUAIS

Os novos anticoagulantes orais foram suficientemente testados contra a terapêutica padrão para indicar seu uso como profilaxia ou tratamento de fenômenos tromboembólicos, destacando-se o uso em pacientes com FA de origem não valvar. Essas novas drogas possuem várias características desejáveis em um anticoagulante oral, que incluem alta segurança, baixa variabilidade interindividual e ausência de necessidade de controle laboratorial da anticoagulação. O primeiro efeito direto dessas características é a possibilidade de aumentar consideravelmente o número de pacientes anticoagulados de forma adequada, que muitas vezes não eram anticoagulados pelos mais variados motivos. Essas drogas têm potencial de impactar significativamente as futuras diretrizes, ampliando a indicação ou o tempo de duração da anticoagulação. E, por fim, existe um potencial uso futuro delas na prevenção secundária de pacientes com histórico de síndrome coronária aguda, que atualmente só recebem anticoagulantes em situações clínicas muito restritas.

Apesar dessas drogas mostrarem-se inicialmente seguras, o seu uso em larga escala, por tempo prolongado, em pacientes com muitas comorbidades ou que tomem muitos remédios, necessita ainda de dados sobre eficácia e segurança. Considerando que pacientes sobre ou subtratados podem apresentar sérias consequências, pode ser necessária a monitorização do nível de anticoagulação. Outro problema sério é o fato de que nenhum desses novos anticoagulantes possuem antídotos. Atualmente, se desconhece a melhor forma de tratamento dos pacientes que sangram e fazem uso desses novos anticoagulantes.

CONCLUSÃO

Os estudos fase III dos novos anticoagulantes orais abrem uma nova era no capítulo da anticoagulação. Como consequência, é provável que tenhamos uma melhora significativa do manejo da FA, TVP, TEP e talvez das síndromes coronárias agudas. Podemos esperar o surgimento de mais anticoagulantes com perfis de segurança tão bons ou talvez até melhores que os descritos neste artigo. Certamente veremos muitos artigos e discussões sobre essas novas classes de drogas. A varfarina deverá, no futuro, ser cada vez menos usada em detrimento dos novos anticoagulantes.

REFERÊNCIAS

1) Agnelli G. Current issues in anticoagulation. Pathophysiol Haemost Thromb. 2005;34(Suppl 1):2-9.

2) Turpie AGG. Oral, Direct Factor Xa Inhibitors in Development for the Prevention and Treatment of Thromboembolic Diseases. Arterioscler Thromb Vasc Biol. 2007;27:1238-1247.

3) Boudes PF. The challenges of new drugs benefits and risks analysis: lessons from the ximelagatran FDA cardiovascular advisory committee. Contemp Clin Trials. 2006;27:432- 440.

4) Eisert WG, Hauel N, Stangier J, Wienen W, Clemens A, van Ryn J. Dabigatran: An Oral Novel Potent Reversible Nonpeptide Inhibitor of Thrombin. Arterioscler Thromb Vasc Biol. 2010;30:1885-1889.

5) Wienen W, Stassen JM, Priepke H, Ries UJ, Hauel N. In-vitro profile and ex-vivo anticoagulant activity of the direct thrombin inhibitor dabigatran and its orally active prodrug, dabigatran etexilate. Thromb Haemost. 2007;98:155-162

6) Stangier J, Rathgen K, Stähle H, Roth W. The pharmacokinetics, pharmacodynamics and tolerability of dabigatran etexilate, a new oral direct thrombin inhibitor, in healthy male subjects. Br J Clin Pharmacol. 2007;64(3):292-303.

7) Stangier J, Stähle H, Rathgen K, Fuhr R. Pharmacokinetics and pharmacodynamics of the direct oral thrombin inhibitor dabigatran in healthy elderly subjects. Clin Pharmacokinet. 2008;47(1):47-59.

8) Stangier J, Stähle H, Rathgen K, Roth W. Pharmacokinetics and Pharmacodynamics of Dabigatran Etexilate, an Oral Direct Thrombin Inhibitor, Are Not Affected by Moderate Hepatic Impairment. J Clin Pharmacol. 2008;48:1411-1419.

9) Stangier J, Eriksson B, Dahl OE, Ahnfelt L, Nehmiz G, Stähle H, Rathgen K, Svärd R. Pharmacokinetic Profile of the Oral Direct Thrombin Inhibitor Dabigatran Etexilate in Healthy Volunteers and Patients Undergoing Total Hip Replacement. J Clin Pharmacol. 2005;45:555-563.

10) Ganetsky M, Babu KM, Salhanick SD, Brown RS, Boyer EW. Dabigatran: Review of Pharmacology and Management of Bleeding Complications of This Novel Oral Anticoagulant. J. Med. Toxicol. 2011;7:281-287.

11) Blech S, Ebner T, Ludwig-Schwellinger E, Stangier J, Roth W. The Metabolism and Disposition of the Oral Direct Thrombin Inhibitor, Dabigatran, in Humans. Drug Metab Dispos. 2008;36:386-399.

12) Connolly SJ, Ezekowitz MD, Yusuf S, Eikelboom J, Oldgren J, Parekh A, Pogue J, Reilly PA, Themeles E, Varrone J, Wang S, Alings M, Xavier D, Zhu J, Diaz R, Lewis BS, Darius H, Diener HC, Joyner CD, Wallentin L. Dabigatran versus warfarin in patients with atrial fibrillation. N Engl J Med. 2009;361:1139-115.

13) Eriksson BI, Dahl OE, Rosencher N, Kurth AA, van Dijk CN, Frostick SP, Kalebo P, Christiansen AV, Hantel S, Hettiarachchi R, Schnee J, Buller HR. Oral dabigatran etexilate vs. subcutaneous enoxaparin for the prevention of venous thromboembolism after total knee replacement: the RE-MODEL randomized trial. J Thromb Haemost 2007;5:2178-2185.

14) Eriksson BI, Dahl OE, Rosencher N, Kurth AA, van Dijk CN, Frostick SP, Prins MH, Hettiarachchi R, Hantel S, Schnee J, Buller HR. Dabigatran etexilate versus enoxaparin for prevention of venous thromboembolism after total hip replacement: a randomised, double-blind, non-inferiority trial. Lancet 2007;370:949-956.

15) Friedman RJ, Dahl OE, Rosencher N, Caprini JA, Kurth AA, Francis CW, Clemens A, Hantel S, Schnee JM, Eriksson BI. Dabigatran versus enoxaparin for prevention of venous thromboembolism after hip or knee arthroplasty: a pooled analysis of three trials. Thromb Res 2010;126:175-182.

16) Eriksson BI, Dahl OE, Huo MH, Kurth AA, Hantel S, Hermansson K, Schnee JM, Friedman RJ. Oral dabigatran versus enoxaparin for thromboprophylaxis after primary total hip arthroplasty (RE-NOVATE II). A randomised, double-blind, noninferiority trial. Thromb Haemost 2011;105(4):721-729.

17) Schulman S, Kearon C, Kakkar AK, Mismetti P, Schellong S, Eriksson H, Baanstra D, Schnee J, Goldhaber SZ. Dabigatran versus warfarin in the treatment of acute venous thromboembolism. N Engl J Med 2009;361:2342-2352.

18) Steffel J, E Braunwald. Novel oral anticoagulants: focus on stroke prevention and treatment of venous thrombo-embolism. Eur Heart J. 2011;32(16):1968-1976.

19) Kubitza D, Becka M, Voith B, et al. Safety, pharmacodynamics and pharmacokinetics of single doses of BAY 59-7939, an oral, direct factor Xa inhibitor. Clin Pharmacol Ther 2005;78:412-21.

20) Kubitza D, Becka M, Zuehlsdorf M et al. Effect of food, an antiacid, and the H2 antagonist ranitidine on the adsorption of BAY 59-7939 (rivaroxaban), na oral, direct factor Xa inhibitor, in healthy subjects. J Clin Pharmacol 2006;46:549-58.

21) Kubitza D, Becka M, Zuehlsdorf M et al. The effect of extreme age, and gender, on the pharmacology and tolerability of rivaroxaban – an oral direct Factor Xa inhibitor. Blood 2006;108:Abstract 905.

22) Kubitza D, Becka M, Mueck W, Halabi A, Maatouk H, Klause N, Lufft V, Wand D, Philipp T, Bruck H. Effects of renal impairment on the pharmacokinetics, pharmacodynamics and safety of rivaroxaban, na oral, direct Factor Xa inhibitor. Br J Clin Pharmacol 2010;70(5):703-712.

23) Kubitza D, Becka M, Zuehlsdorf M et al. Body weight has limited influence on safety, tolerability, pharmacokinetics, or pharmacodynamics of rivaroxaban (BAY 59-7939) in healthy subjects. J Clin Pharmacol 2007;47:218-26.

24) Patel MR, Mahaffey KW, Garg J, Pan G, Singer DE, Hacke W, Breithardt G, Halperin JL, Hankey GJ, Piccini JP, Becker RC, Nessel CC, Paolini JF, Berkowitz SD, Fox KAA, Califf RM, and the ROCKET AF Steering Committee for the ROCKET AF Investigators. Rivaroxaban versus Warfarin in Nonvalvular Atrial Fibrillation. N Engl J Med 2011; 365:883-891.

25) Eriksson BI, Borris LC, Friedman RJ, Haas S, Huisman MV, Kakkar AK, Bandel TJ, Beckmann H, Muehlhofer E, Misselwitz F, Geerts W. Rivaroxaban versus enoxaparin for thromboprophylaxis after hip arthroplasty. N Engl J Med 2008;358:2765-2775.

26) Lassen MR, Ageno W, Borris LC, Lieberman JR, Rosencher N, Bandel TJ, Misselwitz F, Turpie AG. Rivaroxaban versus enoxaparin for thromboprophylaxis after total knee arthroplasty. N Engl J Med 2008;358:2776-2786.

27) Kakkar AK, Brenner B, Dahl OE, Eriksson BI, Mouret P, Muntz J, Soglian AG, Pap AF, Misselwitz F, Haas S. Extended duration rivaroxaban versus short-term enoxaparin for the prevention of venous thromboembolism after total hip arthroplasty: a double-blind, randomised controlled trial. Lancet 2008;372:31-39.

28) Turpie AG, Lassen MR, Davidson BL, Bauer KA, Gent M, Kwong LM, Cushner FD, Lotke PA, Berkowitz SD, Bandel TJ, Benson A, Misselwitz F, Fisher WD. Rivaroxaban versus enoxaparin for thromboprophylaxis after total knee arthroplasty (RECORD4): a randomised trial. Lancet 2009;373:1673-1680.

29) The EINSTEIN Investigators. Oral rivaroxaban for symptomatic venous thromboembolism. N Engl J Med 2010;363:2499-2510.

30) Turpie AG, Lassen MR, Eriksson BI, Gent M, Berkowitz SD, Misselwitz F, Bandel TJ, Homering M, Westermeier T, Kakkar AK. Rivaroxaban for the prevention of venous thromboembolism after hip or knee arthroplasty. Pooled analysis of four studies. Thromb Haemost 2011;105:444-453.

31) Raghavan N, Frost CE, Yu Z, He K, Zhang H, Humphreys WG, Pinto D, Chen S, Bonacorsi S, Wong PC, Zhang D. Apixaban Metabolism and Pharmacokinetics after Oral Administration to Humans. Drug Metab Dispos. 2009;37(1):74-81.

32) Wong PC, Pinto D, Zhang D. Preclinical discovery of apixaban, a direct and orally bioavailable factor Xa inhibitor. Thromb Thrombolysis 2011; 31:478-492.

33) Wong PC, Crain EJ, Xin B,Wexler RR, Lam PY, Pinto DJ, Luettgen JM, Knabb RM. Apixaban, an oral, direct and highly selective factor Xa inhibitor: *in vitro*, antithrombotic and antihemostatic studies. J Thromb Haemost 2008;6:820-829.

34) Jiang X, Crain EJ, Luettgen JM, Schumacher WA, Wong PC. Apixaban, an oral direct factor Xa inhibitor, inhibits human clot-bound factor Xa activity *in vitro*. Thromb Haemost 2009;101:780-782.

35) Lopes RD, Alexander JH, Al-Khatib SM, Ansell J, Diaz R, Easton JD, Gersh BJ, Granger CB, Hanna M, Horowitz J, Hylek EM, McMurray JJ, Verheugt FW, Wallentin L. Apixaban for reduction in stroke and other Thromboembolic events in atrial fibrillation (ARISTOTLE) trial: design and rationale. Am Heart J 2010;159:331-339.

36) Granger CB, Alexander JH, McMurray JJV, Lopes RD, Hylek EM, Hanna M, Al-Khalidi HR, Ansell J, Atar D, Avezum A, Bahit MC, Diaz R, Easton JD, Ezekowitz JA, Flaker G, Garcia D, Geraldes M, Gersh BJ, Golitsyn S, Goto S, Hermosillo AG, Hohnloser SH, Horowitz J, Mohan P, Jansky P, Lewis BS, Lopez-Sendon JL, Pais P, Parkhomenko A, Verheugt FWA, Zhu J, Wallentin L, and the ARISTOTLE Committees and Investigators. Apixaban versus Warfarin in Patients with Atrial Fibrillation. N Engl J Med 2011; 365:981-992.

37) Connolly SJ, Eikelboom J, Joyner C, Diener HC, Hart R, Golitsyn S, Flaker G, Avezum A, Hohnloser SH, Diaz R, Talajic M, Zhu J, Pais P, Budaj A, Parkhomenko A, Jansky P, Commerford P, Tan RS, Sim KH, Lewis BS, Mieghem WV, Lip GYH, Kim JH, Lanas-Zanetti F, Gonzalez-Hermosillo A, Dans AL, Munawar M, O'Donnell M, Lawrence J, Lewis G, Afzal R, Yusuf S and AVERROES Steering Committee and Investigators. Apixaban in Patients with Atrial Fibrillation. N Engl J Med 2011; 364:806-817.

38) Lassen MR, Raskob GE, Gallus A, Pineo G, Chen D, Portman RJ. Apixaban or enoxaparin for thromboprophylaxis after knee replacement. N Engl J Med 2009;361:594-604.

39) Lassen MR, Raskob GE, Gallus A, Pineo G, Chen D, Hornick P. Apixaban versus enoxaparin for thromboprophylaxis after knee replacement (ADVANCE-2): a randomised double-blind trial. Lancet 2010;375:807-815.

40) Lassen MR, Gallus A, Raskob GE, Pineo G, Chen D, Ramirez LM. Apixaban versus enoxaparin for thromboprophylaxis after hip replacement. N Engl J Med 2010;363:2487–2498.

3

ANTICOAGULAÇÃO ORAL NA FIBRILAÇÃO ATRIAL NÃO VALVAR

DR. GUILHERME SPINA
DR. FÁBIO FUMAGALLI GARCIA
DR. MIGUEL NASSIF JR.

INTRODUÇÃO

A prevalência da fibrilação atrial (FA) é de 0,4% na população geral. Com o envelhecimento, entretanto, ela se torna mais frequente e se duplica a cada década a partir dos 50 anos.

Embora seja a arritmia sustentada mais comum na prática clínica, sua real incidência é desconhecida no Brasil. Há estimativa de proporção 2:1 para ocorrência de FA em homens e mulheres.

Pacientes portadores de fibrilação atrial têm risco consideravelmente maior de tromboembolismo devido à formação de trombos no átrio esquerdo. O acidente vascular cerebral isquêmico (AVCi) é a mais comum e a mais temida manifestação tromboembólica nestes doentes. Além disso, quando relacionados à fibrilação atrial, evoluem com maior incapacidade e maior mortalidade comparados a outras etiologias. Sendo assim, a terapia antitrombótica, seja com antiagregantes plaquetários, ou anticoagulantes, é recomendada à maioria deles.

Podemos dizer que "se a terapia antitrombótica tivesse custo zero e fosse ausente o risco de sangramento, todos os pacientes portadores de fibrilação atrial deveriam recebê-la". O risco de sangramento é, sem dúvida, a principal complicação do uso dos anticoagulantes e antiagregantes.

O grande desafio para decidir se o paciente realmente necessita de anticoagulação oral é a estratificação de risco, atualmente possível por meio de diversos escores clínicos de classificação de risco. Esta é a população de pacientes candidatos a anticoagulação oral mais bem estudada, e, assim, temos grande quantidade de estudos e bom nível de evidência embasando as condutas aqui expostas.

Lembramos que todas as recomendações aqui citadas para fibrilação atrial podem ser transpostas para o *flutter* atrial, que é uma arritmia de potencial emboligênico semelhante.

ESCORES DE RISCO

Para identificar entre os portadores de fibrilação atrial quais teriam a maior probabilidade de desenvolver fenômenos tromboembólicos, alguns escores foram desenvolvidos: Framingham, NICE Guidelines 2006, ACCP 2008 e $CHADS_2$.

A estratificação do risco de evento cerebral foi mapeada em um escore simples denominado CHADS$_2$[1]. Nesta classificação mnemônica, define-se a pontuação da seguinte maneira:

C • (*Congestive failure*) - Disfunção ventricular FEVE < 35% = **1 ponto**

H • (*Hypertension*) - Hipertensão (PAS > 160 mmHg) = **1 ponto**

A • (*Age*) - Idade > 75 anos = **1 ponto**

D • (*Diabetes Mellitus*) - Diabetes = **1 ponto**

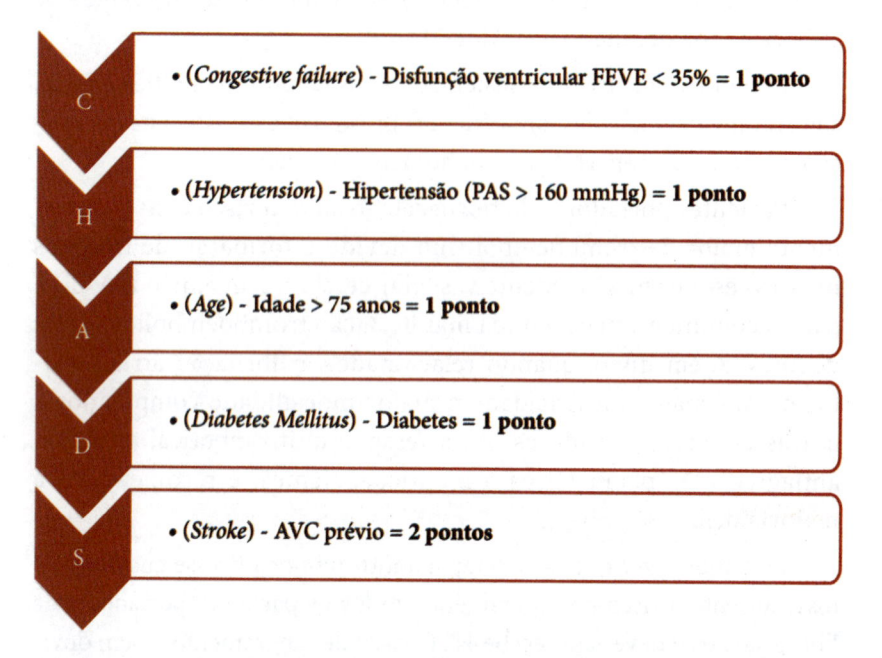

S • (*Stroke*) - AVC prévio = **2 pontos**

Figura 3.1 – Escore de risco CHADS$_2$ (1).

O escore CHADS$_2$ mostrou-se bastante útil para prever o risco tromboembólico dos pacientes, mas logo se notou que mesmo um paciente com CHADS$_2$ de 0 poderia ter risco tromboembólico significante, especialmente se possuísse outros fatores de risco, como doença vascular. Outra crítica ao escore CHADS$_2$ é tratar a idade como variável categórica em vez de variável contínua, o que ela realmente é: não é necessário esperar o paciente fazer 75 anos para que ele receba um *"upgrade"* de risco.

Reconhecendo estas limitações do escore original, foi proposto o escore CHA$_2$DS$_2$VASc. Ele introduziu novos fatores de risco de evento cerebral, como sexo e idade entre 65 e 75 anos, na tentativa de aprimorar a acurácia dos esquemas anteriores e melhorar a estratificação dos pacientes de risco intermediário. Quando comparado a outros escores existentes[1], o CHA$_2$DS$_2$VASc apresenta melhor valor preditivo positivo para tromboembolismo, além de diminuir a proporção de indivíduos na categoria de risco intermediário. Além disso, esse novo escore conseguiu confirmar que indivíduos classificados como baixo risco realmente possuíam poucos eventos tromboembólicos[1].

Lembramos que esse escore não deve ser aplicado a valvopatas com fibrilação atrial não valvar, pois não foi validado nesta população. Uma grande parte dos pacientes tem FA associada à valvopatia, geralmente de origem reumática, e estes são os primeiros pacientes a serem excluídos quando se inicia um estudo clínico ou escore de risco em FA. Indicações de anticoagulação oral para valvopatas serão descritas em capítulo específico.

CHA$_2$DS$_2$-VASC SCORE

	Diagnóstico	Pontos
C	Insuficiência cardíaca ou disfunção ventricular esquerda	1
H	Hipertensão arterial superior a 140x90 ou tratada com medicamentos	1
A$_2$	Age – *Idade igual ou superior a 75 anos*	2
D	Diabetes mellitus – **Diabetes**	1
S$_2$	Stroke – *Acidente vascular cerebral (AVC) ou ataque isquêmico transitório (AIT) ou tromboembolismo*	2
V	Vascular Disease – *Doença vascular (doença arterial periférica ou infarto do miocárdio ou placa na aorta)*	1
A	Age – *Idade entre 65 – 74 anos*	1
Sc	Sex – *Sexo feminino*	1

Tabela 3.1 – Adaptada de 2009 Birmingham Schema, CHA$_2$DS$_2$-VASc Scoring System, Refining clinical risk stratification for predicting stroke and thromboembolism in atrial fibrillation using a novel risk factor based approach: The Euro Heart Survey on Atrial Fibrillation, Chest.

É interessante que esses escores deem uma ideia de risco e de conduta clínica em pacientes com fibrilação atrial, mas a decisão definitiva vai depender da avaliação do médico assistente e das percepções e opiniões do paciente: especialmente em termos de anticoagulação oral, suas opiniões são essenciais. No recente consenso sobre anticoagulação publicado na revista CHEST, abaixo de cada recomendação há a observação: "Em pacientes que valorizam muito a prevenção de AVCs e não se preocupam muito com sangramento, a conduta..."[2], para sugerir uma conduta mais agressiva.

Na prática, isto significa que temos de educar e orientar muito bem nossos pacientes, expondo a eles quais são os riscos e benefícios da anticoagulação, que, afinal, é um tratamento preventivo: a anticoagulação não "trata" nada, apenas previne eventos. Desta forma, é bastante interessante a abertura que a diretriz [2] dá aos pacientes que não querem usar anticoagulantes. Há alternativas para eles, assim como para pacientes que queiram um tratamento mais agressivo com menor risco de AVCs.

A necessidade de anticoagulação oral após o cálculo do escore CHA_2DS_2VASc ou $CHADS_2$ é determinada segundo o esquema abaixo:

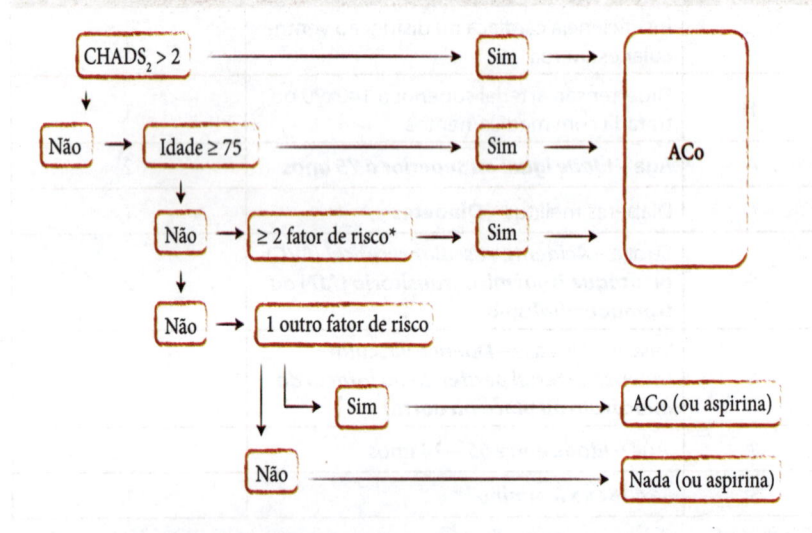

```
CHADS₂ > 2 ─────────────► Sim ─────┐
   │                                │
   ▼                                │
  Não ─► Idade ≥ 75 ──────► Sim ────┤
            │                       │
            ▼                       │──► ACo
           Não ─► ≥ 2 fator de risco* ─► Sim ─┤
                     │                        │
                     ▼                        │
                    Não ─► 1 outro fator de risco
                              │    │
                              │    └─► Sim ──────► ACo (ou aspirina)
                              ▼
                             Não ───────────────► Nada (ou aspirina)
```

Figura 3.2 – Conduta após cálculo de $CHADS_2$ para pacientes com FA não valvar[3]. **ACo:** anticoagulante oral; (*): outros fatores de risco do CHA_2DS_2VASc – sexo feminino, doença vascular e idade entre 65 e 74 anos.

Lembramos que esse esquema pode ser adequado para as necessidades de cada paciente, ou seja, se a prevenção de AVCs é o objetivo maior, poderemos iniciar administração de ACo para pacientes com

CHADS$_2$ de 1. Um outro paciente com este mesmo CHADS$_2$ e que não quer ou não pode usar anticoagulantes iraientes com apenas 1 fator de risco, ou para pacientes que não querem ou não podem usar ACo, 200 mg de aspirina ao dia é uma opção.

O que fazer com um paciente com FA, anticoagulado e síndrome coronária aguda?

Assim como a fibrilação atrial, as síndromes coronárias agudas (SCA) aumentam sua prevalência com o avançar da idade. Dessa forma, é comum nos depararmos com pacientes com diagnóstico de SCA e uso de varfarina ou com FA com alto escore CHADS$_2$. A maioria das diretrizes para pacientes com FA de alto risco trombogênico indica o uso da chamada terapia tripla (isto é: aspirina, clopidogrel e anticoagulação oral) ao menos nos primeiros meses após SCA ou implante de *stent*. Entretanto, o grande limitante desta conduta é o risco de sangramento.

Devemos lembrar que a recomendação dessa conduta, embora seja consensual (REF CHEST), aumenta exponencialmente o risco de sangramento e não deve ser ministrada em pacientes com alto risco de sangramento. Esse risco pode ser avaliado por meio de escores como o HAS-BLED, descrito a seguir. Para os pacientes que não podem usar anticoagulantes ou têm alto risco de sangramento, recomendamos apenas aspirina + clopidogrel. No estudo ACTIVE-A[4], essa combinação proporcionou melhor proteção a pacientes com FA, mas às custas de maior risco de sangramento.

Para termos uma ideia de como associar aspirina à varfarina aumenta o risco de sangramento, um estudo[5] demonstrou um risco relativo 2,6 vezes maior de sangramento intracraniano com a combinação de aspirina e varfarina do que com aspirina.

Uma grande coorte dinamarquesa detalhou melhor os riscos da associação de varfarina com antiagregantes plaquetários[6]. A partir de um registro de 118.606 pacientes, foi vista a seguinte taxa de risco (*hazzard ratio*) para sangramento comparado à monoterapia com varfarina:

> Só aspirina (n = 47 541) – 0,93 (0,88 – 0,98)
> Só clopidogrel (n = 3717) – 1,06 (0,87 – 1,29)
> Aspirina + clopidogrel (n = 2859) – 1,66 (1,34 – 2,04)
> Varfarina + aspirina (n = 18 345) – 1,83 (1,72 – 1,96)
> Varfarina + clopidogrel (n = 1430) – 3,08 (2,32 – 3,91)
> Aspirina + varfarina + clopidogrel (n =1261) – 3,70 (2,89 – 4,76)

(*): Taxas de risco de sangramento (intervalo de confiança 95%) de diversos regimes antitrombóticos em comparação com monoterapia com varfarina (6).

Os números acima são bastante impressionantes – a aparentemente inocente combinação de aspirina com clopidogrel traz mais risco de sangramento do que a monoterapia com varfarina, e a chamada tríplice terapia (aspirina + varfarina + clopidogrel) aumenta em 3,7 vezes o risco de sangramento. Temos de pensar muito bem, então, no risco de sangramento antes de iniciarmos a tríplice terapia, tão liberalmente prescrita pelas diretrizes em geral. Deve-se ter em mente que não houve um estudo específico para a tríplice terapia em pacientes após uma SCA.

Uma opção atraente após uma SCA pode ser a monoterapia com varfarina: estudos clássicos que compararam aspirina e anticoagulação oral mostraram que a varfarina foi até mais eficaz do que a aspirina na prevenção de reinfarto, AVCi e morte[7]. Desta maneira, em pacientes com FA, escore CHADS elevado e que não tenham um *stent* implantado, apenas a anticoagulação oral pode ser uma boa e segura alternativa.

Em pacientes que foram submetidos a implante de *stent*, uma alternativa, se a tríplice terapia for inevitável, é um controle muito rigoroso de anticoagulação, com INR-alvo de 2,0[8]. Mais estudos são necessários para determinar o melhor método de anticoagulação para tais pacientes. O uso de novos anticoagulantes, em especial os inibidores orais do fator Xa (rivaroxabana e apixabana), é uma promessa de terapêutica eficaz e com menor risco para eles. Devemos lembrar que a dabigatrana, inibidora da trombina, aumentou o número de IAMs em estudos e que, assim, ela deve ser usada com mais cuidado nessa população. A seguir, um esquema consensual para pacientes anticoagulados ou com FA e SCAs [2].

Anticoagulação oral na fibrilação atrial não valvar

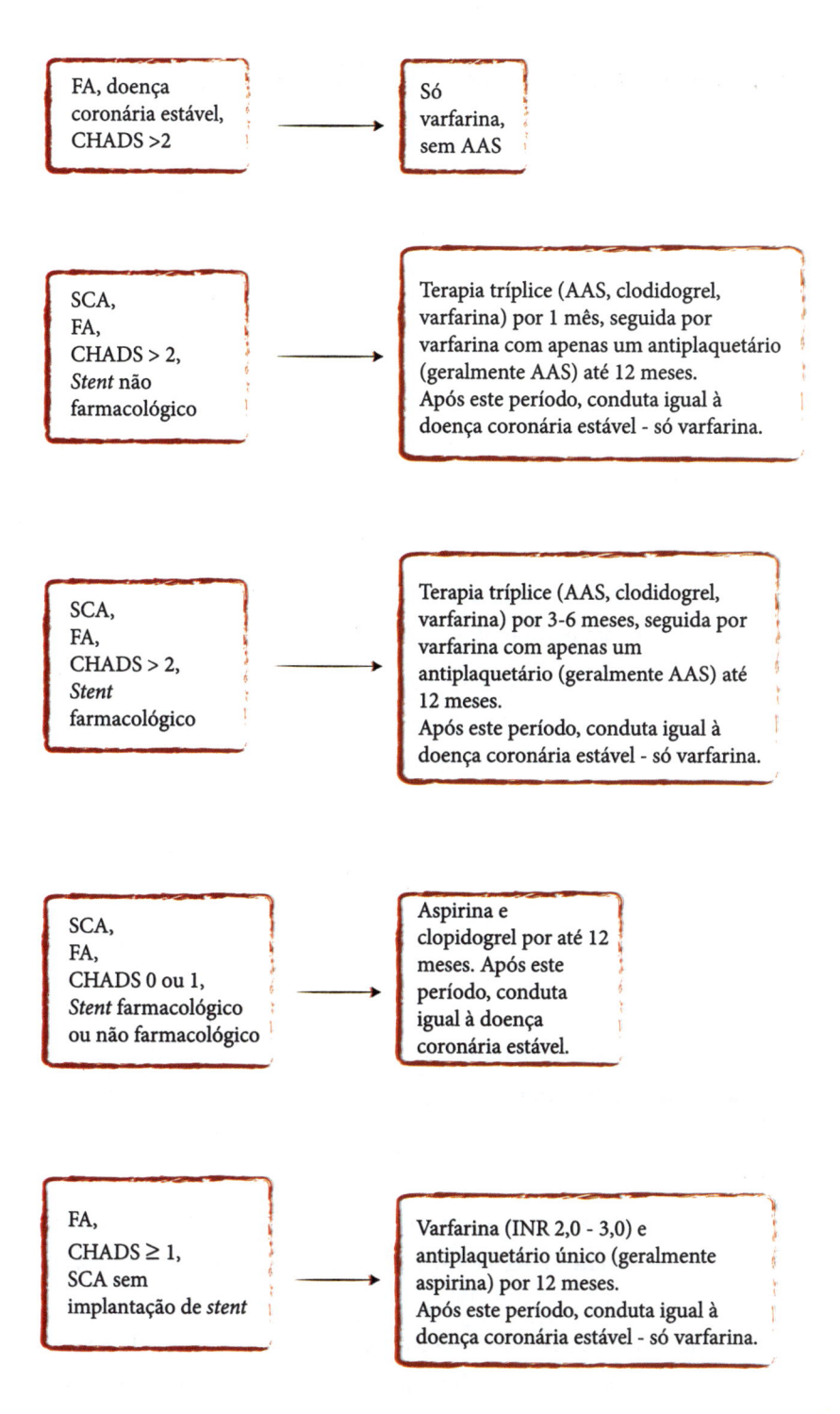

- **FA, doença coronária estável, CHADS >2** → Só varfarina, sem AAS

- **SCA, FA, CHADS > 2, Stent não farmacológico** → Terapia tríplice (AAS, clodidogrel, varfarina) por 1 mês, seguida por varfarina com apenas um antiplaquetário (geralmente AAS) até 12 meses. Após este período, conduta igual à doença coronária estável - só varfarina.

- **SCA, FA, CHADS > 2, Stent farmacológico** → Terapia tríplice (AAS, clodidogrel, varfarina) por 3-6 meses, seguida por varfarina com apenas um antiplaquetário (geralmente AAS) até 12 meses. Após este período, conduta igual à doença coronária estável - só varfarina.

- **SCA, FA, CHADS 0 ou 1, Stent farmacológico ou não farmacológico** → Aspirina e clopidogrel por até 12 meses. Após este período, conduta igual à doença coronária estável.

- **FA, CHADS ≥ 1, SCA sem implantação de stent** → Varfarina (INR 2,0 - 3,0) e antiplaquetário único (geralmente aspirina) por 12 meses. Após este período, conduta igual à doença coronária estável - só varfarina.

Figura 3.3

ESCORES DE RISCO DE SANGRAMENTO

A anticoagulação oral implica aumento do risco de sangramento. Alguns escores foram desenvolvidos com a intenção de prever esse risco em pacientes portadores de fibrilação atrial quando anticoagulados. Esses escores tentam, de maneira simples, com história clínica e testes rotineiros, estimar e classificar riscos como baixos, moderados ou altos.

O escore HAS-BLED[9] foi criado com este objetivo. Apresenta acurácia semelhante a de outros escores, como o HEMORR$_2$HAGES[9], mas tem a vantagem de ser mais simples e de fácil aplicação na prática clínica. O HAS-BLED é derivado de uma coorte de 3.978 pacientes anticoagulados e com fibrilação atrial, e avalia sangramentos maiores em um ano (sangramento intracraniano, hospitalização por sangramento, queda de 2 pontos na hemoglobina e/ou transfusão de sangue)[10].

São avaliados nove quesitos; cada um deles, quando presente, soma 1 ponto. Quanto maior a pontuação, maior o risco de sangramento do paciente. Pontuação maior ou igual a 3 indica um alto risco de sangramento (4,9% - 19,6% em um ano). Isto não significa que estes pacientes não devam ser anticoagulados. Pacientes de alto risco podem ser anticoagulados; no entanto, o médico deve estar ciente do risco aumentado de sangramento e, assim, deve manter um controle mais estrito da anticoagulação, orientando o paciente quanto ao risco e às medidas que podem reduzi-lo[10,11].

Um dado importante é que o escore não foi validado com uso dos novos anticoagulantes orais, inibidores da trombina ou antifator Xa, mas sim com a varfarina. De forma similar, esses escores não foram validados em pacientes valvopatas.

Por fim, temos de lembrar que de nada adianta o paciente ter um escore de sangramento baixo e uma profissão que acarrete alto risco de trauma (motoboy, policial), ou ainda que pratique atividades recreacionais/desportivas de risco, como *slalom* em esqui, *bobsled*, montanhismo, *motocross*, bicicleta *downhill* ou luta estilo vale-tudo. O bom-senso deve prevalecer nestes casos.

	RISCO DE SANGRAMENTO			ESCORE
	Baixo	Moderado	Alto	
Outpatient Bleeding Risk Index (12) 0 – Risco de sangramento do paciente ambulatorial	0	1-2	≥ 3	1 ponto para cada um dos seguintes: Idade > 65 anos Sangramento gastrointestinal nas últimas 2 semanas AVCi prévio Comorbidades (IAM recente, hematócrito < 30%, diabetes, creatinina >1,5)
HEMORR$_2$HAGES (13)	0-1	2-3	≥ 4	1 ponto para cada um dos seguintes: **H** *epatic or renal disease* (doença hepática ou renal) **E** tilismo **M** alignidade – diagnóstico de neoplasia **O** *lder age (*idade > 75) **R** edução de contagem ou função plaquetária **H** ipertensão (não controlada) **A** nemia **G** *enetic* – Fatores genéticos – polimorfismos de CYP2C9 **E** *xcessive fall risk* – Risco de queda **S** *troke* – AVC 2 pontos para: *Rebleeding* – Sangramento prévio
Shireman et al. – "Escore do matemático louco" (14)	≤ 1,7	1,7-2,19	≥ 2,19	(0.49 x idade > 70) + (0.32 x sexo feminino) + (0.58 x sangramento remoto) + (0.62 x sangramento recente) + (0.71 x etilismo/drogadição) + (0.27 x diabetes) + (0.86 x anemia) + (0.32 x uso de antiplaquetários) Fator de risco presente – 1 ponto Ausente – 0 ponto

Risco de sangramento (cont.)				Escore (cont.)
HAS-BLED (15)	0	1-2	≥ 3	**H**ipertensão não controlada **A**normalidades renais / hepáticas (1 ponto cada) **S**troke – AVC **B** *leeding history or predisposition* – predisposição ao sangramento. **L** *abile INR* – INR lábil **E** *lderly* (idade > 65) **D**rogas (antiplaquetários, anti-inflamatórios) ou álcool (1 ponto cada) Máximo – 9 pontos

Tabela 3.2 – Escores de risco de sangramento.

HAS-BLED escore	N	Sangramento maior, N	Sangramento / 100 pacientes
0	798	9	1.13
1	1286	13	1.02
2	744	14	1.88
3	187	7	3.74
4	46	4	8.70
5	8	1	12.50
Total	3071	48	1.56

Tabela 3.3 – Exemplo de risco: ESCORE HAS-BLED e risco de sangramento. Adaptado da primeira validação do escore HAS-BLED (10).

É importante que lembremos algumas coisas sobre esses escores: eles avaliam o risco de sangramentos MAIORES – ou seja, sangramento intracraniano, hospitalização por sangramento, queda de 2 pontos na hemoglobina e/ ou transfusão de sangue.

Um sangramento aparentemente menor pode deixar sequelas emocionais sérias em nossos pacientes, fazendo que eles nunca mais queiram usar aquela medicação, por mais benéfica que ela possa ser. Desta forma, temos de ser muito cuidadosos com um paciente com escore de sangramento alto, monitorando seu INR mais frequentemente ou até contraindicando a anticoagulação oral.

Um detalhe importante: alguns fatores de risco para sangramento são modificáveis – por exemplo, o uso da estratégia *Gran Turismo* (examinada no primeiro capítulo desta obra) pode minimizar a labilidade do INR, a hipertensão pode ser controlada com medicação, alterações hepáticas e renais podem ser compensadas e anti-inflamatórios ou antiplaquetários podem ser suspensos ou substituídos. Assim, mesmo um paciente com alto risco de sangramento pode, após cuidadoso seguimento clínico e tratamento, tornar-se um paciente candidato a anticoagulação oral.

REFERÊNCIAS

1) Refining Clinical Risk Stratification for Predicting Stroke and Thromboembolism in Atrial Fibrillation Using a Novel Risk Factor-Based approach. The Euro Heart Survey on Atrial Fibrillation. CHEST 2010; 137(2): 263–272.

2) You JJ, Singer DE, Howard PA et al. Antithrombotic Therapy for Atrial Fibrillation. CHEST 2012; 141(2)(Suppl):e531S–e575S

3) Task force for management of Atrial Fibrilation of the ESC. Eur. Heart J. 2010; 31: 2369-2429.

4) The ACTIVE Investigators. The effect of clopidogrel added to aspirin in patients with atrial fibrillation. N Engl J Med 2009: DOI: 10.1056/NEJMoa0901301.

5) Hart RG, Tonarelli SB, Pearce LA. Avoiding central nervous system bleeding during antithrombotic therapy: recent data and ideas. Stroke. 2005;36: 1588 –1593.

6) Hansen ML, Sorensen R, Clausen MT, Fog-Petersen ML, Raunso J, Gadsboll N, Gislason GH, Folke F, Andersen SS, Schramm T, Abildstrom SZ, Poulsen HE, Kober L, Torp-Pedersen C. Risk of bleeding with single, dual or triple therapy with warfarin, aspirin and clopidogrel in patients with atrial fibrillation. Arch Intern Med. 2010;170: 1433–1441.

7) Fisher M, Loscalzo J. The Perils of Combination Antithrombotic Therapy and Potential Resolutions Circulation.2011;123:232-235: DOI: 10.1161/CIR.0b013e31820841ce

8) Gao F, Zhou YJ, Wang ZJ, Shen H, Liu XL, Yan ZX, Yang SW, Jia DA, Yu M. Comparison of different antithrombotic regimens for patients with atrial fibrillation undergoing drug-eluting stent implantation. Circulation. 2010;74: 701–708.

9) Lip GYH, Frison L, Halperin JL, et al. Comparative validation of a novel risk score for predicting bleeding risk in anticoagulated patients with atrial fibrillation. J Am Coll Cardiol 2011; 57: 173-80.

10) Pisters R, Lane DA, Nieuwelaat R, et al. A novel, user-friendly score (HAS-BLED) to assess one-year risk of major bleeding in atrial fibrillation patients: The Euro Heart Survey. Chest 2010; 138: 1093-100.

11) Hohnloser S. Stroke prevention versus bleeding risk in atrial fibrillation. A clinical dilemma. J Am Coll Cardiol 2011; 57: 181-183.

12) Beyth RJ, Quinn LM, Landefeld CS. Prospective evaluation of an index for predicting the risk of major bleeding in outpatients treated with warfarin. Am J Med. 1998; 105 (2):91-99.

13) Gage BF, Yan Y, Milligan PE, et al. Clinical classification schemes for predicting hemorrhage: results from the National Registry of Atrial Fibrillation (NRAF). Am Heart J. 2006; 151 (3): 713-719.

14) Shireman TI, Mahnken JD, Howard PA, Kresowik TF, Hou Q, Ellerbeck EF. Development of a contemporarybleeding risk model for elderly warfarin recipients. Chest. 2006; 130 (5): 1390-1396.

15) Lip GY, Frison L, Halperin JL, Lane DA. Comparative validation of a novel risk score for predicting bleeding risk in anticoagulated patients with atrial fibrillation: the HAS-BLED (Hypertension, Abnormal Renal/Liver. Function, Stroke, Bleeding History or Predisposition, Labile INR, Elderly, Drugs/Alcohol Concomitantly) score. J Am Coll Cardiol. 2011; 57 (2): 173- 80.

4

INDICAÇÕES DE ANTICOAGULAÇÃO ORAL EM VALVOPATAS

DR. LUCAS JOSÉ TACHOTTI PIRES
DR. FLÁVIO TARASOUTCHI

O principal objetivo da anticoagulação em pacientes valvopatas é a prevenção de fenômenos tromboembólicos. Cerca de 20% dos acidentes vasculares cerebrais isquêmicos tem origem cardioembólica[1]. Sabe-se que a presença de valvopatias pode ocasionar alterações endoteliais, de fluxo sanguíneo e de componentes da cascata de coagulação dentro das câmaras cardíacas que, em determinadas circunstâncias, poderão finalmente levar à formação de trombos intracavitários, com risco de embolização. Ademais, o tromboembolismo agrava de forma significativa a evolução dos pacientes com valvopatia, fazendo com que o adequado manejo da anticoagulação nesses pacientes seja fundamental.

O principal agente anticoagulante utilizado é a varfarina. A maior parte das evidências existentes até o momento sobre o uso de anticoagulantes em pacientes valvopatas provém de estudos observacionais, e em muitos casos envolvendo diferentes esquemas terapêuticos, com diferentes alvos de tempo de protrombina no controle da anticoagulação (medido através da relação normalizada internacional – da sigla em inglês INR). Assim, o agrupamento destas evidências, com possíveis padronizações acerca do uso destas medicações nesta população, torna-se um desafio a toda a comunidade médica.

VALVAS NATIVAS

Não se conseguiu demonstrar de forma clara, em pacientes com valvopatia aórtica isolada, na ausência de fibrilação atrial, relação entre a presença de calcificação aórtica e incidência de fenômenos embólicos, a despeito de estudos histológicos terem demonstrado a presença de microtrombos em algumas valvas aórticas estenóticas. Desta forma, não há indicação de anticoagulação nesta população[1]. Dentre as valvopatias, a estenose mitral reumática é a que leva ao maior risco de tromboembolismo, podendo chegar a taxas de até 4,7% ao ano[2,3]. Os fatores de risco relacionados a esta valvopatia e que aumentam o risco de o paciente evoluir com embolia sistêmica são:

1. Presença de fibrilação atrial. Em pacientes com doença valvar, a fibrilação atrial predomina entre aqueles com doença da valva mitral, podendo ser encontrada em 39% dos pacientes com estenose mitral e

23% dos pacientes com insuficiência mitral[4]. Sua incidência é menor nos pacientes com doença valvar aórtica, variando entre 13% e 14,5%. Quando presente, esta arritmia aumenta em quase 18 vezes o risco de tromboembolismo[4];

2. Evento embólico prévio. Uma vez ocorrido evento embólico, um novo evento pode ocorrer em até 66% dos pacientes, sendo a maioria no primeiro ano[2];

3. Presença de trombo em átrio esquerdo;

4. Presença de contraste espontâneo em átrio esquerdo. Desta forma, recomenda-se o uso de anticoagulação oral de longo prazo com alvo terapêutico de INR igual a 2,5 (limites: 2,0 a 3,0) nos pacientes com estenose mitral reumática e fibrilação atrial. Naqueles em ritmo sinusal, quando houver antecedente de tromboembolismo ou trombo em átrio esquerdo, também haverá indicação de anticoagulação oral. Com um menor grau de recomendação, é possível ainda considerar anticoagulação nos pacientes com contraste espontâneo em átrio. Acredita-se que o aumento do tamanho atrial possa estar relacionado tanto a alterações de fluxo sanguíneo, levando a uma maior facilidade de formação de trombo, quanto a alterações na dinâmica da contração atrial, com mais fibrose do miocárdio atrial e possível desenvolvimento de arritmias atriais. Entretanto, segue controversa na literatura a indicação de anticoagulação em pacientes com átrio esquerdo maior que 50 a 55 mm, na ausência de outros fatores de risco[2,4,5].

PRÓTESES VALVARES

O risco de tromboembolismo em pacientes portadores de próteses valvares dependerá do tipo de prótese utilizada e de sua localização. Assim, foi demonstrado que próteses em posição mitral apresentam maior risco de embolização do que aquelas em posição aórtica, sendo esta diferença possivelmente relacionada às diferenças de pressão e fluxo às quais estes dispositivos estão submetidos. As próteses biológicas ou bioproteses são menos trombogênicas do que as próteses mecânicas, com riscos que variam de 0,2% a 2,6% ao ano[2], sendo consenso na literatura que não há indicação de anticoagulação de longo prazo nestes pacientes, na ausência de outras indicações (por exemplo, fibrilação atrial). Entretanto, discute-se a necessidade de anticoagulação nos primeiros meses que sucedem ao implante da prótese, nos pacientes em ritmo sinusal. A justificativa para o uso de anticoagulação neste período seria a incompleta endotelização do tecido protético neste espaço de tempo, com consequente risco de trombose, e um maior número de eventos embólicos, demonstrado em estudos retrospectivos[6]. Trata-se, contudo, principalmente de evidências provenientes de dados de pacientes submetidos ao implante valvar entre as décadas de 1970 e 1980, quando tanto as técnicas cirúrgicas e de proteção miocárdica, quanto os cuidados pós-operatórios e as próprias próteses utilizadas eram diferentes dos atuais. Além disso, outros dados[7] demonstraram riscos semelhantes de tromboembolismo sem o uso de varfarina e de sangramento com o uso da medicação. Assim, atualmente, já não é mais consenso a indicação de anticoagulação nos primeiros três meses após o implante de próteses biológicas[5], com tendência à sua não utilização[4]. Os pacientes com próteses mecânicas, por sua vez, representam a população com maior risco de tromboembolismo, sendo esta incidência diminuída em até 8% com o uso de anticoagulantes[2]. Deste modo, está indicada a prescrição de anticoagulação de longo prazo a todos os pacientes com prótese mecânica, independentemente do ritmo cardíaco. Dependerá da localização da prótese, porém, o nível de anticoagulação a ser mantido, sendo o INR alvo de 2,5 (limites: 2,0 a 3,0) nos pacientes com próteses aórticas em ritmo sinusal, e de 3,0 (limites: 2,5 a 3,5) naqueles com próteses aórticas em fibrilação atria, e nos portadores de próteses mitrais, independentemente do ritmo cardíaco[4].

OUTROS ANTITROMBÓTICOS

Os dados sobre possíveis benefícios do uso de antiagregantes plaquetários em pacientes com estenose mitral reumática são escassos. Um estudo conduzido em nosso meio comparou o uso de varfarina (INR alvo entre 2,0 e 3,0) ou aspirina (200 mg/dia) em pacientes com valvopatia reumática e fibrilação atrial. A maior parte dos pacientes apresentava estenose mitral reumática, seguidos por pacientes com prótese biológica mitral e, em menor número, pacientes com insuficiência mitral. Não houve diferença significativa entre os grupos a favor do uso de uma ou de outra estratégia quando analisada toda a população do estudo. Entretanto, quando considerados apenas os pacientes do grupo varfarina, que estavam dentro do INR terapêutico, o número de eventos tromboembólicos foi cinco vezes maior no grupo que fez uso de aspirina (p<0,0061), demonstrando maior efetividade da varfarina nesta população, quando administrada em dose adequada[8]. Desta maneira, o uso de aspirina, ou outros antiplaquetários, não constitui alternativa válida em relação à anticoagulação com varfarina na prevenção de tromboembolismo em pacientes valvopatas[5], exceto em pacientes com condição socioeconômica desfavorável e com difícil acesso aos serviços de saúde, nos quais se considere haver um risco muito elevado de complicações decorrentes do anticoagulante oral, com consequente contraindicação ao seu uso[4]. Por outro lado, nos pacientes que apresentam fenômenos embólicos, mesmo na vigência de anticoagulação adequada, e naqueles com doença arterial coronariana ou doença aterosclerótica periférica, é possível associar aspirina em doses baixas à varfarina[4,5]. Novos anticoagulantes estão sendo desenvolvidos, e já estão aprovados para uso clínico em pacientes não valvopatas com fibrilação atrial um inibidor direto da trombina (Dabigatran) e dois inibidores orais do fator Xa (Rivaroxaban e Apixaban). Até o momento, não há estudos com estas drogas em pacientes valvopatas e, portanto, não é recomendado seu uso nesta população[5].

REFERÊNCIAS

1) Al-Ahmad, A. M. et al. Antithrombotic therapy for valve disease: native and prosthetic valve. Curr Cardiol Rep; vol. 2, p. 56-60, 200.

2) Blair, K. L. et al. Comparison of anticoagulation regimens after Carpentier-Edwards aortic or mitral valve replacement. Circulation, n. 90 (5 pt. 2), II214-9, 1994.

3) Heras, M. et al. High risk of thromboemboli early after bioprosthetic cardiac valve replacement. J Am Coll Cardiol, n. 25, p. 1111-1119, 1995.

4) Lavitola, P. L. et al. Varfarina ou aspirina na prevenção de fenômenos embólicos na valvopatia mitral com fibrilação arial. Arq Bras Cardiol, n. 95, p. 749-755, 2010.

5) Pérez-Gomez, F. et al. Effect of antithrombotic therapy in patients with mitral stenosis and atrial fibrillation: a sub-analysis of NASPEAF randomized trial. Eur Heart J, n. 27, p. 960-967, 2006.

6) Tarasoutchi, F. et al. Diretriz Brasileira de Valvopatias – SBC 2011/I Diretriz Interamericana de Valvopatias – SIAC 2011. Arq Bras Cardiol, vol. 97 (5 supl. 3), p. 1-67, 2011.

7) Vahanian, A. et al. Guidelines on the management of valvular heart disease (version 2012): the joint task force on the management of valvular heart disease of the European Society of Cardiology (ESC) and the European Association for Cardio-Thoracic Surgery (EACTS). Eur Heart J, n. 33, p. 2451-2496, 2012.

8) Whitlock, R. P. et al. Antithrombotic and thrombolytic therapy for valvular disease. Antithrombotic therapy and prevention of thrombosis, 9th ed: American College of Chest Physicians evidence-based clinical practice guidelines. Chest, 2. 141: e576S-e600S, 2012.

5

ANTICOAGULAÇÃO E TROMBOFILIAS NA GRAVIDEZ E PUERPÉRIO

DRA. FERNANDA SPADOTTO BAPTISTA
DR. ANDRÉ LUIZ MALAVASI LONGO DE OLIVEIRA

> Nota do organizador: A anticoagulação durante a gestação é realizada geralmente com anticoagulantes subcutâneos ou endovenosos. A anticoagulação com varfarina só é usada no 2º trimestre da gestação em portadoras de próteses metálicas, pois é teratogênica no 1º trimestre e pode constituir risco de sangramento no 3º trimestre. A *raison d´être* deste livro é a anticoagulação ambulatorial, e considerando a utilidade da informação aos nossos leitores, insculpimos o presente capítulo nesta obra.

A predisposição à trombose, conhecida como trombofilia, encontra-se potencializada na gestação e no puerpério, pelas próprias características pró-coagulantes destes estados. Além do maior risco de fenômenos tromboembólicos, como trombose venosa profunda (TVP) e tromboembolismo pulmonar (TEP), as trombofilias associadas à gestação trazem maior risco de morbidade obstétrica, como perdas fetais, descolamento prematuro de placenta (DPP), restrição do crescimento fetal (RCF) e formas graves de doença hipertensiva específica da gestação (DHEG).

As trombofilias podem ser classificadas como hereditárias (presença do fator V de Leiden, mutação do gene da protrombina, deficiência de antitrombina, deficiência de proteínas C e S e mutação da metilenotetrahidrofolato redutase) ou adquiridas, como no caso da síndrome do anticorpo antifosfolípide (SAF) e no da hiper-homocesteinemia.

As trombofilias devem ser investigadas em todas as mulheres com trombose vascular prévia, assim como em todas que apresentaram perdas fetais recorrentes (três ou mais perdas fetais repetidas e inexplicadas com menos de 10 semanas de idade gestacional, com anomalias morfológicas e hormonais maternas excluídas, e excluídas também causas cromossômicas maternas e paternas); naquelas que apresentaram óbito fetal não explicado por outras causas; naquelas que apresentaram DHEG recorrente ou uma de suas formas graves; naquelas que previamente tiveram DPP e nos casos de parto prematuro, com menos de 34 semanas, de feto morfologicamente normal, devido à eclâmpsia, ao DHEG grave ou à insuficiência placentária; e ainda naquelas gestantes com familiares portadores de trombofilia. Descrevemos, a seguir, os tipos mais relevantes à prática obstétrica.

FATOR V DE LEIDEN

Descrito em 1993 por Dalhback, na cidade de Leiden, caracteriza-se por mutação no gene localizado no cromossomo 1 e que codifica o fator V, tornando-o resistente à ação das proteínas C e S. O fator V de Leiden é primariamente de herança autossômica dominante e é uma das formas mais comuns de trombofilia: 20% a 40% das pacientes não gestantes com tromboembolismo são heterozigotas para esta alteração. A frequência de ocorrência de fator V de Leiden na população da forma heterozigota é de 3,6% a 6%, e da forma homozigota, de 0,02% a 0,1%. Sendo que esta, apesar de rara, confere risco 100 vezes maior de tromboembolismo.

PROTROMBINA MUTANTE

A mudança de G para A no nucleotídeo de posição 20.210 do gene que codifica a protrombina (fator II), descrita por Poort et al., em 1996, cursa com elevação nos níveis séricos de protrombina, que é pró-coagulante. A heterozigose para esta mutação é encontrada em 2% a 3% da população geral, causando elevação de 150% a 200% nos níveis séricos de protrombina, aumentando o risco de trombose. Na gestação, esse risco aumenta ainda mais, além da maior incidência de perdas fetais de segundo e terceiro trimestre, de DPP, de RCF e de formas graves de DHEG. Cerca de 17% dos fenômenos tromboembólicos na gestação devem-se a essa alteração. No entanto, o risco de trombose de uma gestante assintomática portadora dessa mutação é apenas de 0,5%. A homozigose para o gene G20210A confere risco de tromboembolismo tão alto quanto a homozigose para o fator V de Leiden.

DEFICIÊNCIA DE ANTITROMBINA

A função da antitrombina é inativar a trombina (fator IIa) e os fatores X e IX. Sua ação é potencializada em até 1.000 vezes pela heparina.

A deficiência de antitrombina (AT) foi observada pela primeira vez em 1965 por Egeberg, na Noruega, sendo esta a mais trombogênica das trombofilias, com risco de 70% a 90% de trombose ao longo da vida. A deficiência de AT resulta de numerosas mutações pontuais, deleções e inserções, sendo geralmente transmitida de forma autossômica dominante. A prevalência de deficiência de AT é baixa, girando ao redor de um caso em cada 1.000 a 5.000 indivíduos, e está presente em apenas 1% das pacientes com tromboembolismo. O risco de as pacientes com deficiência de AT desenvolverem trombose na gestação é de 60%, e no puerpério, de 33%.

Sua dosagem laboratorial é feita pelo método cromogênico, com valores normais de 79% a 131% de atividade. Indivíduos heterozigotos apresentam 40% a 70% de atividade funcional, sendo que os homozigotos raramente são descritos, pois morrem. A pesquisa não deve ser realizada durante o período de uso de heparina, na fase aguda do evento trombótico, em hepatopatas e na gestação.

DEFICIÊNCIA DE PROTEÍNA C

Trata-se de glicoproteína dependente de vitamina K sintetizada pelo fígado e ativada pelo complexo trombina-trombomodulina. Sua função é inativar os fatores Va e VIIa, inibindo a formação de trombina. Sua deficiência é motivada por múltiplas mutações transmitidas por traço autossômico dominante de penetrância incompleta.

A prevalência da deficiência de proteína C na população geral é de 0,2% a 0,5%. A mutação homozigótica é rara, levando geralmente ao óbito, culminando com púrpura fulminante neonatal.

Sua dosagem é feita pelo método cromogênico, com valores normais de 64% a 128% de atividade. As hepatopatias e o uso de cumarínicos alteram sua dosagem, assim como fase aguda de trombose e gestação.

DEFICIÊNCIA DE PROTEÍNA S

A proteína S é uma proteína vitamina K dependente, sendo um cofator necessário para a atividade anticoagulante da proteína C. Sua deficiência é motivada por múltiplas mutações autossômicas recessivas. Sua prevalência na população geral é de 0,8%. A homozigose (púrpura fulminante neonatal) é rara e fatal.

Sua dosagem é realizada pelo método cromométrico, com valores normais de 55% a 160% de atividade. Os fatores que alteram sua determinação são: período pré-menopausal, terapia de reposição hormonal, uso de contraceptivo oral, anticoagulante oral, hepatopatia, fase aguda de trombose e gestação.

HIPER-HOMOCISTEINEMIA

A hiper-homocisteinemia associa-se a maior risco de trombose venosa e arterial por mecanismos complexos que envolvem alterações endoteliais, de função plaquetária e de fibrinólise. A homocisteína é um produto intermediário da conversão de metionina em cisteína, transformação esta que depende da enzima metilenotetraidrofolato redutase (MTHFR). Quando a MTHFR está deficiente, há acúmulo de homocisteína. O principal defeito na MTHFR é uma mutação pontual (C677T), com troca de C por T no nucleotídeo de posição 677, resultando na substituição da alanina pela valina, tornando a MTHFR termolábil e de menor eficiência enzimática. Recentemente, foi descrita outra alteração (A1298C), mas sem estudos que a relacionem a resultados obstétricos insatisfatórios. Além da MTHFR, a cistationina β-sintetase (CBS), as vitaminas B12 e B6 e o ácido fólico são cofatores para a transformação da homocisteína em cisteína, e suas deficiências podem ocasionar hiper-homocisteinemia. Na gestação, são considerados normais níveis de homocisteína de até 12 μmol/l. De 16 a 24 μmol/l, considera-se hiper-homocisteinemia leve, de 25 a 100 μmol/l, moderada, e maior que 100 μmol/l, grave.

A heterozigose para CBS é observada em 0,3% a 1,4% da população, enquanto a heterozigose para a MTHFR é encontrada em torno de 11% dos indivíduos. Já a homozigose para estas alterações é bastante rara, cursando com retardo mental, malformações de tubo neural ou esqueléticas e trombose. Entretanto, é o fenótipo resultante desses defeitos enzimáticos, isto é, a hiper-homocisteinemia, que causa o aumento de risco de tromboembolismo.

SÍNDROME DO ANTICORPO ANTIFOSFOLÍPIDE (SAF)

Descrita por Hughes em 1983, a Síndrome do Anticorpo Antifosfolípide (SAF) caracteriza-se por estado de hipercoagulabilidade mediada por autoanticorpos trombogênicos, que desencadeiam eventos tromboembólicos venosos e arteriais, além de perdas fetais recorrentes. Gestantes com SAF apresentam maior incidência de abortamento, óbito fetal, restrição do crescimento fetal, formas graves e precoces de doença hipertensiva específica da gestação, prematuridade e descolamento prematuro de placenta.

A SAF tem critérios diagnósticos estritos e bem definidos, que obedecem à normatização da Sociedade Internacional de Trombose e Hemostasia. O diagnóstico é estabelecido quando há a presença de um ou mais critérios clínicos associados a um ou mais critérios laboratoriais:

Critérios clínicos

- **Trombose vascular:** um ou mais episódios de trombose arterial, venosa ou de pequenos vasos em qualquer tecido ou órgão, com exceção de trombose venosa superficial. Deve ser confirmada por estudo de imagem ou histopatologia. Para confirmação histopatológica, a trombose deve estar presente sem evidência de inflamação na parede do vaso.

    - **Morbidade obstétrica:**
        - um ou mais óbitos de fetos morfologicamente normais, documentados por ultrassonografia ou exame macroscópico direto, com 10 ou mais semanas de gestação;
        - um ou mais partos prematuros, até 34 semanas de gestação, com neonato morfologicamente normal, em consequência de pré-eclâmpsia grave, eclâmpsia ou insuficiência placentária;
        - três ou mais abortamentos espontâneos inexplicados antes de 10 semanas de gestação, excluídas causas anatômicas ou hormonais maternas e alterações genéticas do casal.

Critérios laboratoriais

⊙ Anticoagulante lúpico (AL) presente no plasma em duas ou mais ocasiões, com intervalo mínimo de 12 semanas, detectado segundo as normas da Sociedade Internacional de Trombose e Hemostasia.

⊙ Anticorpo anticardiolipina (aCL) isotipo IgG e/ou IgM presente no soro ou plasma em títulos moderados ou altos (> 40 GPL ou MPL, ou > percentil 99) em duas ou mais ocasiões, com intervalo mínimo de 12 semanas, medidos por ELISA padronizado.

⊙ Anticorpo anti-β_2-glicoproteína-I isotipo IgC e/ou IgM presente no soro ou plasma (em títulos > percentil 99) em duas ou mais ocasiões, com intervalo mínimo de 12 semanas, medidos por ELISA padronizado.

O intervalo entre o evento clínico (trombose vascular ou morbidade obstétrica) e o marcador laboratorial (AL, aCL, anti-β_2-GPI) não pode ser inferior a 12 semanas nem superior a cinco anos.

Títulos baixos de anticorpo anticardiolipina devem ser vistos com cautela, uma vez que 5% das gestantes normais têm anticorpos antifosfolípides e, em sua maioria, não preenchem os critérios para SAF, sendo que a maior parte desses anticorpos não têm propensão trombogênica. Os anticorpos antifosfolípides não trombogênicos podem surgir de forma transitória e fugaz, após infecções, traumas, tromboses de outras etiologias, uso de medicamentos e a própria gravidez. Quando esses anticorpos são perenes e interferem com a função dos fosfolípides ou proteínas de adesão aos fosfolípides, pode-se ter perturbação na regulação da coagulação. As moléculas que geralmente são envolvidas ou afetadas pela ligação dos anticorpos antifosfolípides são a β_2-GPI, a prostaciclina, a proteína C, a anexina V e o fator tissular, ocasionando trombose vascular ou placentária, estreitamento das artérias espiraladas, espessamento intimal e necrose fibrinoide do leito placentário.

Trombofilia	Método laboratorial	Este teste pode ser realizado durante a gestação?	Este teste é realizado durante o quadro agudo de trombose?	Este teste é realizado durante a anticoagulação?
Mutação do fator V	Teste da resistência à proteína C ativada	SIM	SIM	NÃO
Mutação do fator V	Análise de DNA	SIM	SIM	SIM
Mutação do gene da protrombina (G20210A)	Análise de DNA	SIM	SIM	SIM
Deficiência de proteína C	Atividade de proteína C (< 60%)	SIM	NÃO	NÃO
Deficiência de proteína S	Teste funcional (< 55%)	NÃO*	NÃO	NÃO
Deficiência de antitrombina	Atividade de antitrombina (< 60%)	SIM	NÃO	NÃO
Síndrome antifosfolípide	Anticorpos anticardiolipina	SIM**	NÃO	SIM***
Síndrome antifosfolípide	Anticoagulante lúpico	SIM	NÃO	NÃO

Tabela 5.1 – Rastreamento de trombofilias na gestação. (*) Se a pesquisa na gravidez for realmente necessária, os valores de corte para níveis de antígenos de proteína livre S para o segundo e terceiro trimestres serão identificados em menos de 30% e 24%, respectivamente. (**) Se a pesquisa na gravidez for necessária, a confirmação diagnóstica deverá ser realizada após o puerpério. (***) Se a pesquisa for realizada na vigência de anticoagulação, a confirmação diagnóstica deverá ser realizada sem o uso da medicação.

SEGUIMENTO PRÉ-NATAL E TRATAMENTO

As pacientes com trombofilia apresentam risco aumentado para fenômenos tromboembólicos e devem ser orientadas a utilizar meias elásticas durante toda a gestação, parto e puerpério. Devem planejar as gestações, iniciando uso de ácido fólico na dose de 5 mg/dia pré-concepcional, que será mantido durante toda a gestação. Aquelas com antecedentes de trombose venosa ou arterial e que frequentemente estão utilizando-se de anticoagulação oral devem trocar os dicumarínicos por heparina tão logo seja confirmada a gestação. Para as que planejam a concepção e têm ciclos regulares e acesso à realização de teste de gravidez, tão logo haja atraso menstrual opta-se pela troca da anticoagulação oral por heparina em dose plena, quando do diagnóstico positivo. Alternativamente, para as pacientes com ciclos irregulares ou dificuldades de realizar teste de gravidez, a troca do anticoagulante oral pela heparina pode ser feita no período pré-concepcional, devendo-se levar em conta seu custo e o risco para trombocitopenia e osteoporose, induzidas pela heparina. Para as pacientes com SAF, preconiza-se o uso do ácido acetilsalicílico (AAS) na dose de 100 mg/dia, que deve ser iniciado a partir do β-hCG positivo. Os benefícios do AAS para as pacientes com SAF ainda não foram confirmados para as outras trombofilias. Pacientes que não fazem uso de anticoagulação oral e que têm indicação do uso de heparina profilática devem iniciá-la assim que a ultrassonografia transvaginal, entre cinco a seis semanas de idade gestacional, confirmar gestação tópica e viável, com presença de atividade cardíaca do embrião.

A heparinização dessas gestantes depende do tipo de evento clínico prévio. Para aquelas com SAF e antecedente de trombose venosa ou arterial, indica-se 100 mg/dia de AAS associado à dose plena de heparina, ou seja, 1mg/kg de 12/12 horas de enoxaparina ou 100 U/kg de 12/12 horas de dalteparina. Preferimos as heparinas de baixo peso molecular (HBPM) pela sua maior segurança, menor incidência de efeitos adversos (sangramento, plaquetopenia e osteoporose) e maior facilidade posológica. O uso da HBPM dispensa o controle com coagulograma, realizando-se apenas a dosagem do fator anti-Xa a cada trimestre, que deve estar entre 0,7 e 1 U/ml para as pacientes com dose plena de HBPM.

Para as gestantes com SAF sem antecedentes de trombose venosa ou arterial, mas com história prévia de morbidade obstétrica (três perdas precoces até 10 semanas ou uma perda tardia com 10 semanas ou mais, pré-eclâmpsia grave ou eclâmpsia, RCF, DPP ou insuficiência placentária), indica-se o uso de 100 mg/dia de AAS associado à dose profilática de HBPM, ou seja, 40 mg/dia de enoxaparina em dose única ou 5.000 U/dia de dalteparina em dose única. Para as gestantes com deficiência de proteínas S ou C, heterozigose para fator V de Leiden ou heterozigose para protrombina G20210A ou hiper-homocisteinemia, recomenda-se dose profilática de HBPM. Para as gestantes com trombofilias altamente trombogênicas, como homozigose para fator V de Leiden, homozigose para protrombina G20210A, deficiência de AT ou associação de dois ou mais tipos de trombofilia, recomenda-se dose intermediária de HBPM, ou seja, 40 mg de enoxaparina de 12/12 horas ou 5.000 U de dalteparina de 12/12 horas. A dosagem de fator anti-Xa é dispensável para estas pacientes. A heparina pode causar trombocitopenia imune, diagnosticada pela contagem plaquetária inferior a 100.000/mm^3, ou queda de 50% ou mais na contagem plaquetária prévia. A trombocitopenia induzida pela heparina cursa com aumento paradoxal do risco de trombose. Este evento, que ocorre em 3% das gestantes em uso de heparina, motiva a realização de controle com hemograma quinzenal no primeiro mês, e mensal a seguir, para todas as pacientes que recebem esta medicação (Tabela 5.2).

As heparinas causam aumento do risco de osteopenia e osteoporose nas gestantes, com encontro de fraturas vertebrais sintomáticas em 2% a 3% em uso com duração superior a um mês. Para prevenir este evento, preconiza-se o aumento no aporte nutricional de cálcio em 1,5 g/dia, com suplementação de 250 mg de carbonato de cálcio de 12/12 horas.

As consultas de pré-natal devem ser mensais ou quinzenais até a 20ª semana de gestação, passando a quinzenais ou semanais a partir deste período. Solicitamos a ultrassonografia com oito semanas de idade gestacional, ultrassonografia com translucência nucal na 12ª semana, e a partir de então, ultrassonografias mensais.

A dopplervelocimetria configura destaque relevante no acompanhamento das gestantes com trombofilia, pois permite a avaliação do leito vascular placentário, que é alvo de trombose. Deve ser iniciada por volta de 15 semanas de gestação e repetida quinzenalmente até a 26ª semana de idade gestacional. Se os valores do Doppler forem normais, o exame será repetido mensalmente de 26 a 34 semanas, mas se os valores forem alterados ou houver piora do quadro clínico materno, ele deverá ser repetido em intervalos menores.

Profilaxia antitrombótica em gestantes trombofílicas
Gestantes com SAF e trombose prévia → Dose plena de HBPM + AAS + meias elásticas.
Gestantes com outra trombofilia que não SAF e trombose prévia → Dose plena de HBPM + meias elásticas.
Gestantes com SAF e morbidade obstétrica prévia → Dose profilática de HBPM + AAS + meias elásticas.
Gestantes com outra trombofilia que não SAF e morbidade obstétrica prévia → Dose profilática de HBPM + meias elásticas.
Gestantes assintomáticas com deficiência de proteína C ou S ou heterozigose para fator V de Leiden ou heterozigose para protrombina G20210A ou hiper-homocisteinemia → Dose profilática de HBPM + meias elásticas.
Gestantes assintomáticas com deficiência de AT ou homozigose para fator V de Leiden ou homozigose para protrombina G20210A ou associação de dois ou mais tipos de trombofilia → Dose intermediária de HBPM + meias elásticas.
Dose profilática de HBPM → 40 mg de enoxaparina uma vez ao dia ou 5.000 U de dalteparina uma vez ao dia.
Dose intermediária de HBPM → 40 mg de enoxaparina de 12/12h ou 5.000 U de dalteparina 12/12h.
Dose plena de HBPM → 1 mg/kg de enoxaparina de 12/12h ou 100 U de dalteparina de 12/12h.
AAS w 100 mg/dia de ácido acetilsalicílico.

Tabela 5.2

Conduta no parto

Para possibilitar a suspensão temporária da HBPM, o parto deve ser programado entre a 37ª e a 40ª semana. A aspirina, quando utilizada, é suspensa uma semana antes do parto, e a HBPM é suspensa 24 horas antes do parto, medidas que permitirão a raquianestesia ou peridural. A via de parto é obstétrica e não há contraindicação à maturação artificial do colo com prostaglandinas nem à indução do trabalho de parto. Seja parto vaginal, ou cesárea, a paciente deve permanecer usando meias elásticas durante todo o procedimento.

Pacientes que estejam utilizando-se de heparina deverão ser orientadas a não administrar doses do fármaco caso apresentem contrações ou perda de líquido, dirigindo-se imediatamente ao hospital ao menor sinal de alterações em seu organismo.

Conduta no puerpério

No puerpério, a heparina deve ser reintroduzida após seis a oito horas do parto, independentemente de ser vaginal ou cesárea. O mesmo procedimento vale para a reintrodução da aspirina, quando indicada. Deve-se estimular a deambulação precoce e a continuidade do uso das meias elásticas.

TVP – Diagnóstico

Clínico: edema, rubor, dor, empastamento da extremidade acometida, palpação de cordão endurecido, presença do sinal de Homan (dorsiflexão do pé provocando dor na panturrilha), diferença igual ou superior a 2 cm entre a circunferência do membro afetado e a do normal.

Exames complementares:

– Ultrassonografia/Doppler: sensibilidade e especificidade girando em torno de 90% para veias proximais. Na gestação, há dificuldade de observação das veias ilíacas;

– Ressonância magnética: é o método de escolha na suspeita de trombose das veias pélvicas.

TEP – Diagnóstico

Os sintomas e sinais clínicos são inespecíficos, assim como os exames complementares gerais (ECC, gasometria arterial, radiografia de tórax), não confirmando nem excluindo o diagnóstico se o quadro clínico não for evidente.

⊙ **Clínico:** sintomatologia inespecífica – geralmente dispneia de início súbito, dor torácica, podendo ocorrer também hemoptise e síncope. O exame físico pode revelar taquidispneia, taquicardia, febre (pouco comum), e, nos casos mais graves, sinais de ICC direita, hipotensão, convulsões e deterioração clínica.

⊙ **Exames complementares:**

– **Laboratório:** leucocitose, elevação da velocidade de hemossedimentação e da desidrogenase lática (pouco específicos). A gasometria, em geral, revela diminuição da pO_2 (< 80 mmHg) e elevação da pCO_2 (> 30 mmHg), sendo excepcional a presença de TEP com pO_2 superior a 90 mmHg;

- **Eletrocardiograma:** taquicardia, inversão inespecífica da onda T; sinais de sobrecarga cardíaca direita. S1, Q3 e T3 podem estar presentes apenas nos casos de embolização mais extensa;

- **Radiografia de tórax:** área de infiltrado, atelectasias, elevação diafragmática, derrame pleural, imagem em cunha com diminuição de vascularização (sinal de Westermark);

- **Dímero D:** a determinação dos níveis do dímero D, que é um produto da degradação de fibrina, tem ajudado no diagnóstico dos fenômenos tromboembólicos. Este exame tem alto valor preditivo negativo (100%) e moderado valor preditivo positivo (55,8%). Entretanto, os níveis do dímero D aumentam fisiologicamente durante a gestação, e, após partos não complicados, podem chegar a 10 vezes o seu valor normal. Outros estados mórbidos, como o DHEG, o DPP, a insuficiência cardíaca congestiva (ICC) e o câncer também podem elevar o dímero D. Assim, em obstetrícia esse marcador se presta mais para a exclusão do diagnóstico do que para sua confirmação;

- **Ecocardiografia:** a ecocardiografia transtorácica é um instrumento valioso na avaliação de pacientes com suspeita de tromboembolismo pulmonar. Embora este método não forneça um diagnóstico preciso, ele é capaz de apontar sinais indiretos, como o aumento de volume e/ou de pressão em câmaras direitas, em especial em pacientes que não apresentavam estas alterações previamente. Entretanto, tais alterações podem estar presentes apenas em casos de embolia pulmonar de médio ou grande porte;

- **Cintilografia pulmonar:** o estudo de ventilação/perfusão (V/Q) é o método mais utilizado para se diagnosticar TEP na gestação. Em gestantes, a dose de radiação pode ser minimizada dividindo-se o exame em duas partes, realizando-se inicialmente a perfusão com dose de radiação pequena (320 a 360 µGy). Se a perfusão é normal, exclui-se o diagnóstico de TEP; porém, se for anormal, complementa-se o exame com a ventilação. A dose total de radiação recebida no estudo completo de V/Q situa-se entre 370 e 540 µGy e está dentro do intervalo aceitável para dose cumulativa de radiação para o feto (50.000 µGy ou 5 rads). Quando realizada no puerpério, deve-se evitar a amamentação por até 15 horas após o exame (Fig. 5.1);

– **Tomografia helicoidal:** pode substituir a cintilografia pulmonar no diagnóstico de TEP. Tem valor preditivo negativo de 100% e valor preditivo positivo de 94%. É capaz de apontar um diagnóstico até em embolias segmentares. A dose de radiação recebida pelo feto é de cerca de 130 µGy, considerada segura;

– **Angiografia:** é o padrão-ouro para o diagnóstico de TEP, mas apresenta morbidade de 1% a 5% e mortalidade de 0,5%, sendo recomendada apenas quando existir indicação cirúrgica ou na impossibilidade de se estabelecer um diagnóstico por outros métodos.

Tratamento

⊙ **Medidas gerais:** repouso, elevação dos membros, uso de meias elásticas de alta compressão e deambulação precoce assim que diminuírem os sinais flogísticos. Nos casos de TEP, devem ser utilizadas as medidas de suporte e também o tratamento das insuficiências cardíaca e respiratória. As pacientes em estado mais grave devem ser tratadas com cuidados de terapia intensiva.

⊙ **Anticoagulação:** fase aguda – heparina de baixo peso molecular (HBPM) nas seguintes doses: 1 mg/kg de enoxaparina de 12/12 horas ou 100 UI/kg de dalteparina de 12/12 horas. Preferimos a HBPM à heparina não fracionada (HNF) pela comodidade do manuseio e menores incidências de sangramentos, osteoporose e plaquetopenia, além da desobrigação do controle contínuo com coagulograma.

⊙ **Manutenção:** as pacientes com TVP ou TEP na gestação devem permanecer anticoaguladas por toda a gestação até seis semanas de puerpério. Caso o fenômeno tromboembólico tenha ocorrido no final da gestação ou puerpério, o período mínimo de anticoagulação é de três a seis meses. No puerpério pode-se manter a dose de HBPM utilizada na gestação ou então realizar sua substituição por varfarina, mantendo-se a HBPM apenas até que se atinja nível terapêutico do anticoagulante oral (INR de 2 a 3).

Na ausência de HBPM pode-se utilizar a HNF, na seguinte posologia:

⊙ **Fase aguda:** HNF por via intravenosa, administrando-se dose de ataque em *bolus* de 5.000 U e depois 1.000 U por hora em bomba de infusão contínua. O controle da anticoagulação estará adequado ao tempo de tromboplastina parcial ativada (TTPA) entre 1,5 e 2,5 vezes o valor do controle. Inicialmente, o TTPA deverá ser monitorado a cada seis horas até que se atinja a dose terapêutica; com a estabilização do quadro, pode-se fazer o controle diariamente. A anticoagulação por via intravenosa é mantida durante 7 a 10 dias. Depois, inicia-se tratamento de manutenção.

⊙ **Manutenção:** administração da HNF por via subcutânea, iniciando com dose de 10.000 UI a cada 8 horas. Depois, a dose é ajustada pelo TTPA, que deve situar-se entre 1,5 e 2,5 vezes o valor normal, colhido entre 6 e 8 horas após a aplicação da heparina.

As gestantes que não apresentam TVP e/ou TEP na gestação atual, mas que têm risco aumentado para estes eventos, se beneficiam do uso profilático da heparina. Para aquelas que tiveram no passado episódios recorrentes de TVP ou TEP e estão utilizando anticoagulação com varfarina, recomendamos a troca desta por HBPM em dose plena (1 mg/kg de enoxaparina de 12/12 horas ou 100 U de dalteparina de 12/12 horas) até a sexta semana de gestação. Se a gestante nunca teve fenômeno tromboembólico prévio, mas apresenta fator de risco trombogênico, como nos casos de trombofilia, recomendamos o uso de dose profilática de HBPM (40 mg de enoxaparina uma vez ao dia ou 5.000 U de dalteparina uma vez ao dia). Nos casos de homozigose para o fator V de Leiden ou protrombina mutante, na deficiência de antitrombina e nas trombofilias associadas, recomendamos o uso de dose intermediária de HBPM (40 mg de enoxaparina de 12/12 horas ou 5.000 U de dalteparina de 12/12 horas), pelo elevado risco de tromboembolismo.

O uso prolongado de heparina pode causar osteoporose e trombocitopenia. As plaquetas devem ser monitoradas regularmente a cada 7 ou 15 dias no primeiro mês e mensalmente a seguir. Se a contagem de plaquetas for inferior a 100.000/mm^3 ou se houver queda de 50% na contagem plaquetária prévia, a heparina deverá ser suspensa. A trombocitopenia induzida pela heparina é uma situação grave, e, apesar de plaquetopênicas, estas pacientes têm risco aumentado para trombose.

Para minimizar o risco de osteoporose, recomenda-se aumentar a dieta de cálcio em 1,5 g/dia e administrar 250 mg de carbonato de cálcio duas vezes ao dia.

REFERÊNCIAS

1) Baglin T, Barrowcliffe TW, Cohen A, Creaves M. Guidelines on the use and monitoring of heparin. Br J Haematol 2006; 133: 19-34.

2) Ruiz-Irastorza G, Crowther M, Branch W, Khamashta MA. Antiphospholipid syndrome. Lancet. 2010 Oct 30; 376(9751): 1498-509. Epub 2010 Sep 6.

3) Ruiz-Irastorza G, Khamashta MA. Antiphospholipid syndrome in pregnancy. Rheum Dis Clin North Am. 2007 May; 33(2): 287-97, vi.

3) Branch W; Khamashta MA. Antiphospholipid syndrome: obstetric diagnosis, management, and controversies. Obstet Gynecol 2003; 101: 1333-44.

4) Girardi G. Heparin treatment in pregnancy loss: potential therapeutic benefits beyond anticoagulation. J Reprod Immunol 2005; 66: 45-51.

5) Miyakis S et al. International consensus statement on an update of the classification criteria for definite antiphospholipid syndrome (APS). J Thromb Haem 2006; 295-306.

6) Chunilal SD, Bates SM. Venous thromboembolism in pregnancy: diagnosis, management and prevention. Thromb Haemost. 2009 Mar; 101(3): 428-38.

7) Bates SM, Greer IA, Pabinger I, Sofaer S, Hirsh J. Venous thromboembolism, thrombophilia, antithrombotic therapy, and pregnancy: American College of Chest Physicians Evidence-Based Clinical Practice Guidelines (8th Edition). Chest. 2008 Jun;133 (6 Suppl): 844S-886S.

6

A ANTICOAGULAÇÃO ORAL NA PRÁTICA: COMO FAZER?

DR. GUILHERME S. SPINA

A anticoagulação oral (ACO) ainda é largamente baseada nos anticoagulantes cumarínicos, inibidores competitivos da vitamina K, que diminuem a síntese dos fatores II, VII, IX e X da coagulação. Apesar da promessa dos novos anticoagulantes, os anticoagulantes antagonistas da vitamina K ainda permanecerão um longo tempo em uso clínico, tanto pela experiência clínica de mais de cinquenta anos de administração, como pela quantidade ainda pequena de estudos que focam os novos anticoagulantes.

Didaticamente, iniciaremos com uma discussão mais pormenorizada sobre os anticoagulantes varfarínicos para depois detalharmos algumas particularidades dos novos anticoagulantes.

Desta forma, é importante familiarizar-se com o uso desta classe de anticoagulantes orais e também com o acompanhamento de pacientes que os recebem. Infelizmente, o uso dessa medicação é muito complexo, necessitando de um grande comprometimento tanto do médico quanto do paciente.

Os médicos têm de estar preparados para lidar com o uso de uma medicação que possui, provavelmente, o maior número de interações medicamentosas entre todas as do arsenal terapêutico, e efeitos colaterais graves e estigmatizantes, entre os quais podemos destacar o sangramento. Mesmo quando o sangramento é classificado como menor e não ameaçador à vida nem gerador de instabilidade hemodinâmica, é evento gerador de estresse e insegurança no paciente – afinal, o médico receitou uma medicação e agora ele está sangrando! A visualização do sangue *per se* já gera reações instintivas de tensão, medo e insegurança, além de transmitir a ideia de que algo muito grave pode acontecer se nenhuma atitude for tomada. Ao perceber que este evento foi gerado por uma medicação, há a associação do efeito desagradável e ameaçador à medicação, o que piora ainda mais a aderência e torna o trabalho do médico ainda mais difícil e desafiador.

O paciente que usa anticoagulantes orais também necessita de uma série de cuidados e, acima de tudo, da consciência de que o benefício só virá se houver total comprometimento com a terapêutica prescrita. O uso de anticoagulantes orais envolve dieta regular, consciência do risco de trauma nas atividades diárias, atividade física adequada e realização regular de exames laboratoriais, que devem ser avaliados prontamente pelo médico assistente.

Constatamos assim que, infelizmente, a anticogulação oral não é para todos – há pacientes que, tanto por aspectos inerentes ao sistema de saúde, quanto por condições socioeconômicas e culturais, não poderão realizar anticoagulação oral com antagonistas da vitamina K. Por se tratarem de drogas novas e por apresentarem alto custo, é improvável que estes pacientes se beneficiem do uso dos novos anticoagulantes orais.

Na prática, as seguintes perguntas são necessárias antes de iniciarmos a anticoagulação oral em um paciente:

O paciente tem indicação de anticoagulação?

Caso necessário, utilize o CHADS2-VASc. Não utilize este escore em valvopatas.

Qual anticoagulante usar?

Há opção de uso de novos anticoagulantes? Lembre-se das possibilidades do paciente de acesso a medicações novas e custosas.

Há contraindicações à anticoagulação?

Considere a atividade habitual do paciente, risco de trauma, condição social etc. O escore HAS-BLED poderá ser usado.

Há infraestrutura adequada de rede de saúde para o seguimento do paciente?

Devemos considerar cada um destes itens antes de iniciarmos a terapêutica de anticoagulação oral em nossos pacientes. Um planejamento adequado permite que efeitos colaterais da medicação e dificuldades logísticas sejam minimizadas. Vamos considerar separadamente cada um dos itens acima:

O paciente consegue compreender, aderir e comprometer-se com o tratamento?

É essencial que o paciente compreenda, comprometa-se e compartilhe a responsabilidade do tratamento com o médico, tanto no caso dos anticoagulantes orais varfarínicos quanto no dos não varfarínicos.

Vamos detalhar as considerações propostas:

O paciente tem indicação de anticoagulação?

Há pacientes que têm indicação indubitável de anticoagulação oral – por exemplo, um portador de prótese valvar mecânica em posição mitral ou um paciente com síndrome antifosfolípide e embolias de repetição. Para tais pacientes, a anticoagulação oral é quase que essencial à vida.

A dúvida surge quando nos deparamos com um paciente não tão extremo, como, por exemplo, um portador de fibrilação atrial (FA) sem história de eventos embólicos prévios. Se o paciente não possuir valvopatia expressiva, poderemos usar os escores de risco de embolia em FA, detalhados em outro capítulo, como o CHADS2-VASc. Se o paciente for um valvopata, não poderemos usar essa ferramenta, pois ela foi baseada em uma coorte de pacientes sem valvopatia.

As indicações de anticoagulação oral são discutidas em capítulo específico.

Qual anticoagulante usar?

A grande maioria dos pacientes que recebem indicação de anticoagulação oral deve usar os anticoagulantes inibidores da vitamina K por dois motivos: em primeiro lugar, a maior experiência clínica com essas drogas, e em segundo, pelo fato de os novos anticoagulantes terem sido testados em apenas algumas situações clínicas, com um número limitado de estudos. Muitas populações de pacientes, como, por exemplo, a dos valvopatas, ainda não foram objeto de estudos randomizados de grande porte.

Mesmo em pacientes candidatos ao uso de novos anticoagulantes, há ponderações importantes a se fazer, incluindo o custo elevado dessas medicações. O alto custo de uma medicação nova pode fazer que mesmo pacientes com condições de adquiri-la diminuam sua adesão a ela a longo prazo. Este fenômeno é frequentemente observado com as estatinas.

Há contraindicações à anticoagulação?

As contraindicações à anticoagulação podem não ser óbvias e todas envolvem um risco aumentado de trauma ou sangramento. Por exemplo, pacientes com síndromes convulsivas com controle inadequado e que tenham crises frequentes têm maior possibilidade de traumas, inclusive concussões, que podem levar ao desenvolvimento de hematomas subdurais ou intraparenquimatosos em anticoagulados. Presença de doenças que apresentem sangramento espontâneo mesmo sem anticoagulação também constituem contraindicação, como angiodisplasias intestinais, sangramento intestinal frequente por doença diverticular e malformações arteriovenosas cerebrais com alto risco de sangramento ou que já tenham tido episódio hemorrágico. O escore HAS-BLED, detalhado em outro capítulo, pode ser útil neste caso.

A profissão e as atividades habituais do paciente também devem ser levadas em consideração: em caso de alto risco e frequência de trauma, a anticoagulação poderá ser contraindicada a não ser que o paciente se afaste de tais atividades. Exemplos de atividades que contraindicam anticoagulação oral incluem trabalhar como motoboy, policial e bombeiro, além da população de atletas profissionais na maioria dos esportes de contato, como futebol, *rugby*, boxe, hóquei no gelo e ciclismo *downhill* (no qual os praticantes descem encostas de montanha em altas velocidades). Mesmo outros tipos de esportes podem apresentar alto risco para traumas e a anticoagulação pode consistir em risco para atletas profissionais destas modalidades.

No caso de atividades recreacionais, deveremos orientar os pacientes para que pratiquem atividades com o menor risco possível de trauma. A maioria deles associa atividades com baixo risco de trauma à baixa intensidade – bocha, *curling*, flutuação na água e caminhadas. Entretanto, é possível realizar atividade física intensa com pouco risco de trauma, como exercícios resistidos (musculação) e aeróbicos com bicicleta ergométrica e diversos aparelhos de exercício disponíveis em academias.

Há infraestrutura adequada de rede de saúde para o seguimento do paciente?

De nada adianta paciente e médico comprometidos com a anticoagulação oral sem uma infraestrutura mínima do sistema de saúde, especialmente no caso de uso de anticoagulantes orais varfarínicos. Para que alguém seja adequadamente anticoagulado, é necessário no mínimo acesso a exames laboratoriais de boa qualidade e pronta avaliação médica.

Um laboratório de qualidade pode ser definido como aquele que faz o exame de tempo de protrombina (TP) utilizando uma tromboplastina com índice o mais próximo possível de 1,0 e que também disponibiliza o resultado ao paciente no mesmo dia da coleta, de preferência dentro de algumas horas. De posse do resultado do INR, o paciente deve contatar seu médico de imediato, ou pessoalmente ou por meios eletrônicos, como *e-mail* e mensagens de texto via celular.

Uma alternativa a este modelo é o uso de monitores de INR pessoais portáteis, que medem o INR de forma semelhante aos medidores de glicemia, ou seja, por meio de uma gota de sangue. O próprio paciente faz o exame e entra em contato com seu médico. Neste caso, o paciente pode realizar seus próprios exames de TP e determinar mudanças de dose que eventualmente sejam necessárias. Estudos com autocontrole da anticoagulação oral com varfarina[1] associaram esta estratégia a um nível de controle de INR igual ao do grupo com controle tradicional, mas com menor incidência de sangramentos e complicações.

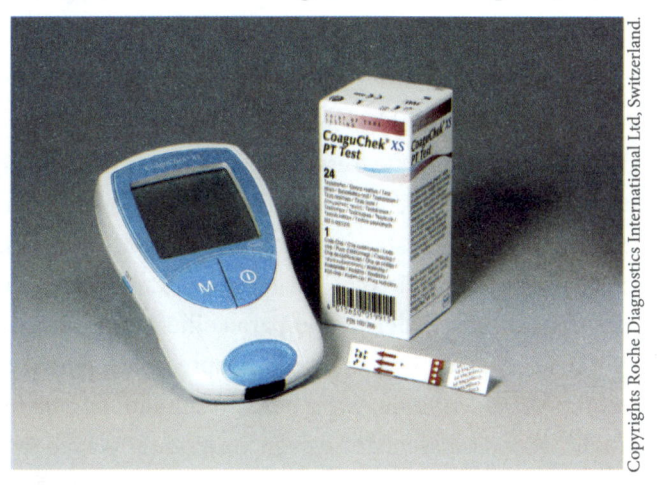

Figura 6.1 – Monitor portátil de INR para uso domiciliar do paciente.

A vantagem dos monitores portáteis de INR é que, além de permitirem que o paciente realize controles de TP mais frequentes, aumentando o tempo da faixa terapêutica, permitem que médicos possam realizar anticoagulação oral com varfarina mesmo em locais sem estrutura laboratorial.

Contudo, temos que pensar que se você está em um local onde o único exame laboratorial disponível é seu monitor portátil de INR, podem surgir algumas dificuldades se seu paciente anticoagulado apresentar algum sangramento, trauma ou urgência cirúrgica.

O paciente consegue compreender, aderir e comprometer-se com o tratamento?

Em todo tratamento medicamentoso, o paciente tem de estar ciente da finalidade da medicação, de sua posologia, da duração do tratamento, de quais são os efeitos colaterais previstos e de quando deve procurar assistência médica. Este preceito, aplicável a qualquer tipo de medicação, é, em geral, atenuado quando prescrevemos medicações que têm posologia fácil e poucos efeitos colaterais. Desta forma, ao prescrever a maioria dos anti-hipertensivos, não ficamos orientando demoradamente o paciente sobre seus efeitos colaterais; apenas orientamos o costumeiro "qualquer problema, entre em contato" e torcemos para que o paciente não tenha efeitos colaterais. Já com os anticoagulantes orais, a orientação é muito mais complicada: além de precisarmos orientar o paciente sobre uma droga complexa, dependemos diretamente de sua adesão e compreensão para o sucesso do tratamento.

A colaboração do paciente é essencial no sucesso da anticoagulação oral: não só ele tem de estar comprometido em usar a medicação diariamente como também deve estar ciente da necessidade de constante monitorização da anticoagulação oral por meio de exames laboratoriais. O usuário de ACo tem de perder tempo para colher seu exame de TP em laboratório, para levar uma picada, nem sempre única, para a coleta do sangue, muitas vezes tendo de exigir que o resultado lhe seja fornecido no mesmo dia. Mas a odisseia desse paciente ainda não acabou: após ter seu resultado em mãos, ele tem de entrar em contato com seu médico para receber a prescrição da dose correta de varfarina a ser usada.

Essa dose de varfarina muitas vezes é assimétrica e requer que o paciente fracione os comprimidos. O paciente, por sua vez, necessitará de uma dieta alimentar com quantidades suficientes e constantes de vitamina K e que pode ser influenciada por qualquer medicação disponível no planeta.

Assim, nem todo paciente com indicação de uso de anticoagulação oral pode ser anticoagulado. Pacientes com baixa aderência à medicação, com dificuldade para compreender as orientações médicas, sem acesso fácil a exames laboratoriais de controle, são candidatos muito ruins para a terapêutica com ACo. Mesmo um paciente interessado e informado pode apresentar contraindicações se residir longe dos locais de controle de INR ou se tiver dificuldades para obter orientação médica acerca da adequação das doses de varfarina.

Considerando-se o princípio consagrado do *primum non noccere*, ou "acima de tudo, não prejudicar", é muito melhor que tais pacientes usem antiagregante plaquetário, por exemplo, do que usem ACo de forma descontrolada e sem monitoramento.

A anticoagulação oral não deve ser prescrita para todos aqueles que tiverem indicação formal; ela deve ser iniciada apenas naqueles que realmente conseguirem atender às suas múltiplas exigências.

Como iniciar a anticoagulação oral com varfarina?

Como descrito no capítulo de "Farmacologia", há algoritmos, programas de computador e fórmulas que podem propor uma dose inicial de varfarina a um paciente, dependendo de polimorfismos genéticos, sexo, idade, peso, etc. Dada a sua enorme complexidade farmacológica, nenhum algoritmo até agora estudado conseguiu um desempenho convincente.

Por este motivo, a melhor maneira de se iniciar a terapêutica com varfarina é com uma dose baixa, aumentando-a progressivamente conforme a necessidade dada pelos exames de INR. Sugerimos a dose de 2,5 mg (meio comprimido de 5 mg) de varfarina diariamente, em jejum, para pacientes com menos de 75 anos e de 2,5 mg de segunda a sexta-feira para os maiores de 75 anos. O primeiro exame de TP deverá ser solicitado com 7-10 dias e a partir daí realizamos os ajustes conforme a já citada estratégia *Gran Turismo*. Devemos lembrar que, pelo efeito pró-trombótico no início do tratamento com varfarina, é de boa prática administrar, por ao menos 7 dias, enoxaparina subcutânea em dose plena no início do uso de varfarina.

Por que não fazer uma dose de ataque ou iniciar com doses altas (por exemplo, 5 mg de varfarina ao dia)? A resposta é simples: ao iniciarmos doses altas de varfarina, aumenta muito a possibilidade de superarmos o INR-alvo, e assim gerarmos o efeito colateral mais temível: hematomas e sangramentos. Embora possam ser classificados como "sangramentos menores" ou "mínimos" nas publicações científicas, imagine o ponto de vista do paciente: seu médico prescreveu uma nova medicação, que o fez ter um horrível sangramento ou enormes hematomas... Só há uma reação a um cenário destes, que é "nunca mais quero usar esta medicação! Olha só o que ela me fez.".

Sempre devemos lembrar o significado e o medo instintivos do sangramento – sangramento é algo grave, ameaçador, que faz pessoas desmaiarem. O "medo" de sangue é primitivo e atávico e faz com que pacientes tolerem muito pouco este efeito colateral. A visualização do líquido vermelho e espesso é das experiências mais desagradáveis.

Devemos lembrar que não há urgência na anticoagulação oral – se o paciente tem uma necessidade de anticoagulação imediata, ela pode ser facilmente conseguida com heparinas de baixo peso molecular, que podem ser ministradas domiciliarmente por via subcutânea. Assim, nesta população, podemos fazê-la facilmente com, por exemplo, enoxaparina, enquanto aguardamos o INR-alvo ser atingido.

Os gráficos a seguir dão uma demonstração mais visual da estratégia correta (início com dose baixa e subsequentes aumentos progressivos) e da incorreta do começo de administração da varfarina.

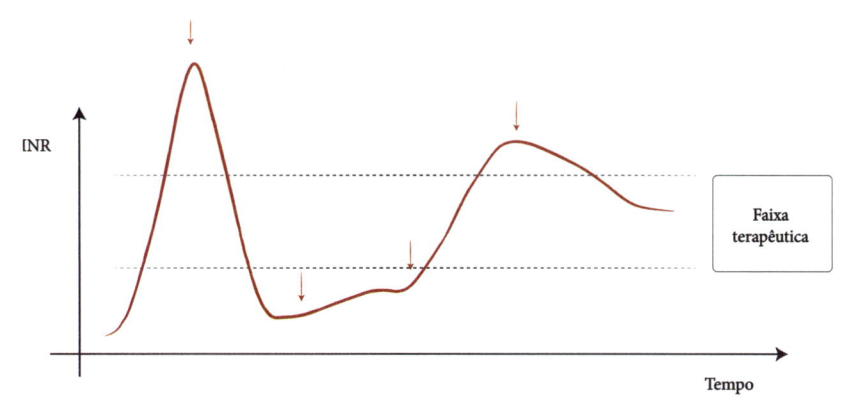

Figura 6.2 – Início de anticoagulação oral com altas doses de varfarina ou dose de ataque – note a grande instabilidade de INR e os frequentes valores acima de faixa terapêutica. Assumimos a realização de exames semanais de INR (indicados pelas setas).

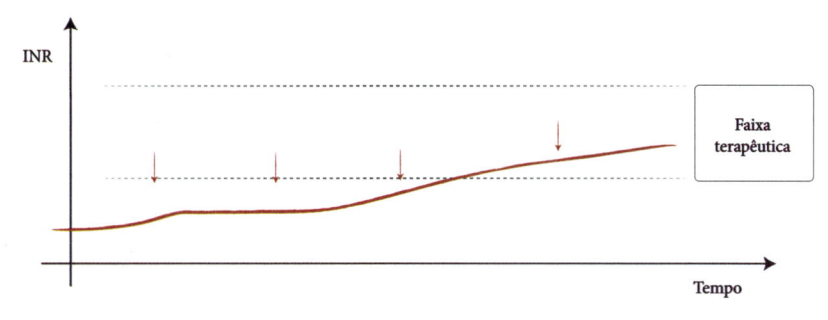

Figura 6.3 – Início de anticoagulação oral com baixas doses de varfarina e aumentos suaves e constantes das doses necessárias. Assumimos a realização de exames semanais de INR (indicados pelas setas). Note a suave inserção dentro da faixa terapêutica e a diminuição do risco de INRs acima da meta.

Como fazer os ajustes da dose de varfarina na prática?

A literatura é rica em métodos para realizar ajustes da dose de varfarina: desde programas de computador que ajustam a dose de varfarina baseando-se em cálculos complexos[2], passando por tabelas de dosagem até chegar a algoritmos impraticáveis. Recentemente, analisando-se os resultados dos usuários de varfarina no estudo Re-Ly[3], percebeu-se que algoritmos simples podem ser altamente eficazes no ajuste das doses em pacientes sob anticoagulação oral[4]. Assim, propomos o ajuste de no máximo 2,5 mg por semana ou 10% da dose, o que for menor.

Aqui cabe uma consideração importante: a dose semanal é relevante, mas o essencial é que ela seja orientada ao paciente de uma forma didática e reprodutível. Não adianta termos a dose correta se você está fazendo uma orientação extremamente complexa. A simplificação é o objetivo maior: explicar compreensível e facilmente como usar uma dose aumenta a adesão ao tratamento e o sucesso da anticoagulação.

Para estes exemplos partimos do preceito de que todos os pacientes usam comprimidos de varfarina de 5 mg. A anticoagulação oral também pode ser realizada baseando-se na administração de comprimidos de 2,5 mg, mas não recomendamos que o mesmo paciente use comprimidos de doses diferentes, a fim de simplificar o tratamento. Uma outra propriedade da varfarina é que o nível do INR reflete a dose dos últimos 7 dias – desta forma, não precisamos usar uma dose de varfarina igual todos os dias. Podemos utilizar um regime assimétrico de medicação, com o paciente usando em um ou dois dias dose mais elevada (ou menor) de varfarina, com bons resultados.

Uma estratégia prática é utilizar os fins de semana: dê a dose assimétrica ao paciente nos fins de semana, pois neles é mais fácil o paciente se lembrar de que tem de tomar uma dose diferente de varfarina, visto que são dias naturalmente diferentes do cotidiano laboral. E, como todos sabem, a sexta-feira pode ser considerada parte do fim de semana. Todas são estratégias para melhorar a compreensão do tratamento. Acima de tudo, devemos lembrar que o maior determinante de tempo na faixa terapêutica (TTR) é a aderência do paciente à medicação.

Abaixo seguem alguns exemplos de doses corretas e incorretas e de exemplos de como mudar a dose.

Doses corretas:

1) meio comprimido de segunda a sexta-feira e 1 comprimido no sábado e outro no domingo;
2) 1 comprimido de segunda-feira a sábado e meio comprimido no domingo;

3) meio comprimido de segunda a sexta-feira e nenhum comprimido no sábado e domingo;

4) 1 comprimido de segunda a quinta-feira e 2 comprimidos sexta-feira, sábado e domingo.

Doses incorretas (e justificativas do porquê estão incorretas):

1) 1 comprimido em um dia e meio comprimido em outro dia (o paciente nunca se lembra se ontem ele tomou 1 ou meio...);

2) 1 comprimido ao dia e meio comprimido quarta-feira e sábado (tentativa de dose simétrica – quarta-feira é um dia insosso em que nada acontece: o paciente não se lembrará de que tem de usar dose diferente neste dia);

3) ¾ de comprimido de segunda a quinta-feira e meio comprimido de sexta-feira a domingo (é quase impossível usar ¾ de comprimido – o comprimido irá ter uma fragmentação irregular, com maior dificuldade do acerto de dose. Essa dose poderia ser ministrada como meio comprimido de segunda a quinta-feira e 1 comprimido de sexta-feira a domingo);

4) Orientação de "tome um comprimido em um dia, falhe no outro, tome um dia, falhe no outro" (o paciente deu entrada no PS com sangramento cerebral dizendo "O doutor falou para falhar mas eu não falho, eu não falho!").

Exemplos de ajuste de dose:

1) comprimido todos os dias.

→ INR = 3,7

Conduta: 1 comprimido de segunda-feira a sábado e meio comprimido domingo.

2) Meio comprimido de segunda a sexta-feira e 1 comprimido aos sábados e domingos.

→ INR = 1,8

Conduta: meio comprimido de segunda a quinta-feira e 1 comprimido sexta-feira, sábado e domingo.

3) 1 comprimido de segunda a sexta-feira e 2 comprimidos aos sábados e domingos.

→ INR = 1,7

Conduta: 1 comprimido de segunda a quinta-feira e dois comprimidos sexta-feira, sábado e domingo.

4) 1 comprimido de segunda a quinta-feira e meio comprimido sexta-feira, sábado e domingo.

→ INR = 3,8

Conduta: meio comprimido de segunda a quinta-feira e 1 comprimido sexta-feira, sábado e domingo.

5) 1 comprimido todos os dias.

→ INR = 1,0 (INR prévio de 2,1 com a mesma dose)

Conduta: Pergunte por que o paciente parou o uso de varfarina ou pergunte quantos meses faz que ele não usa a medicação. INR 1,0 é prova quase certa do não uso da medicação.

6) 1 comprimido de segunda-feira a sábado e meio comprimido no domingo.

→ INR = 8,2

Conduta: Pesquise novas medicações – o paciente iniciou o uso de amiodarona ou outros anti-inflamatórios não hormonais? Usou medicação em excesso ou usou duas vezes a varfarina (é comum pacientes que usam varfarina e marevan, por exemplo)?

Ministre 3 dias de vitamina K via oral e adeque a dose aos interferentes ou reoriente a dose correta. Veja o capítulo sobre sangramento.

Com que frequência devem ser realizados os exames de INR?

Idealmente, quanto mais frequente a monitorização do INR, melhores ajustes de dose de anticoagulantes orais poderão ser feitos, e assim o paciente poderá ficar mais tempo no TTR. Infelizmente, quando as monitorizações são realizadas em laboratórios convencionais, torna-se extremamente difícil realizar exames com frequência maior que mensal: cada exame envolve ida ao laboratório, coleta de sangue e espera do resultado, o que interrompe o trabalho e atividades habituais do paciente. Frequentes idas ao laboratório para monitorização do INR podem levar a graves consequências sociais, como perda do emprego e gastos excessivos com transporte e alimentação.

Na prática, para pacientes que realizam controle laboratorial, podemos realizar controles a cada 30 dias. Para os pacientes que necessitam de ajuste de dose, este intervalo pode ser reduzido a 15 dias nos casos que necessitem de um controle mais estrito de INR, como os dos portadores de próteses valvares metálicas. Em pacientes estáveis, podemos programar o controle de INR a cada 45 ou 60 dias, especialmente nos casos de pacientes com INRs estáveis e doses constantes nos últimos controles.

Não recomendamos o controle de INR em período menor que 7 dias após a alteração da dosagem de varfarina, pois, como já frisamos, o INR é função da dose média dos últimos 7 dias (dada a meia-vida dos fatores de coagulação K-dependentes ser aproximadamente de 7 dias). Assim, INRs realizados 3 ou 5 dias após a alteração da dose podem não captar a totalidade da repercussão da mudança de dose no paciente[2].

Claro que em caso de eventos clínicos importantes como sangramento, o INR pode ter de ser medido diariamente, mas isto é exceção e não regra no monitoramento da anticoagulação.

O uso de monitores de anticoagulação oral domiciliares permite que os pacientes possam realizar o controle de anticoagulação oral mais rapidamente, sem necessidade de deslocamento até o laboratório e com resultados imediatos. Numerosos estudos[5-20] demonstraram a acurácia e precisão destes aparelhos, e seus resultados são comparáveis aos dos exames realizados em laboratório. A grande vantagem da realização domiciliar do controle do INR é que ela permite uma maior frequência de controle de anticoagulação, levando a um maior tempo no TTR. Meta-análises de controle domiciliar de anticoagulação e autocontrole de coagulação mostraram reduções significativas em mortalidade por todas as causas, eventos embólicos e hemorrágicos[21].

Assim, devemos recomendar aos pacientes que tenham condições de adquirir esses monitores e suas fitas reagentes que o façam – eles terão uma maior probabilidade de realizar controles frequentes de INR e de conseguir uma anticoagulação de melhor qualidade, com melhor TTR e efeitos colaterais diminuídos.

Esses monitores ainda não estão disponíveis para os pacientes do Sistema Único de Saúde (SUS). Esperamos, que com o barateamento e a disseminação da tecnologia, os monitores de INR tornem-se tão ubíquos quanto os de glicemia para os diabéticos, que hoje são fornecidos rotineiramente por programas governamentais e podem ser comprados a preços acessíveis.

REFERÊNCIAS

1) Menéndes-Janula B, Souto JC, Oliver A et al. Comparing Self-Management of oral anticoagulation with clinic management. Ann Int Med 2005: 142; 1-10.

2) Ageno W, Gallus AS, Wittkowsky A, et al. Antithrombotic Therapy and Prevention of Thrombosis,9th ed: American College of Chest Physicians Evidence-Based Clinical Practice Guidelines. CHEST 2012; 141(2)(Suppl): e44S–e88S Oral Anticoagulant Therapy.

3) Van Spall HGC, Wallentin L, Yusuf S et al. Variation in Warfarin Dose Adjustment Practice Is Responsible for Differences in the Quality of Anticoagulation Control Between Centers and Countries. Circulation. 2012;126: 2309-2316.

4) Rose AJ. Improving the Management of Warfarin May Be Easier Than We Think. Circulation. 2012;126:2277-2279.

5) Rose VL, Dermott SC, Murray BF, McIver MM, HighKA, Oberhardt BJ. Decentralized testing for prothrombintime and activated partial thromboplastin time using a dry chemistry portable analyzer. Arch Pathol Lab Med. 1993; 117 (6): 611-617.

6) Gosselin R, Owings JT, White RH, et al. A comparison of point-of-care instruments designed for monitoring oral anticoagulation with standard laboratory methods. ThrombHaemost. 2000; 83 (5): 698-703.

7) van den Besselaar AM. A comparison of INRs determined with a whole blood prothrombin time device and two international reference preparations for thromboplastin. ThrombHaemost. 2000; 84 (3): 410-412.

8) Kitchen S, Preston FE. Monitoring oral anticoagulant treatment with the TAS near-patient test system: comparison with conventional thromboplastins. J Clin Pathol. 1997; 50(11):951-956.

9) Douketis JD, Lane A, Milne J, Ginsberg JS. Accuracy of a portable International Normalization Ratio monitor inoutpatients receiving long-term oral anticoagulant therapy:comparison with a laboratory reference standard using clinicallyrelevant criteria for agreement. Thromb Res. 1998; 92 (1): 11-17.

10) Cosmi B, Palareti G, Moia M, et al. Accuracy of a portable prothrombin time monitor (Coagucheck) in patients on chronic oral anticoagulant therapy: a prospective multicenterstudy. Thromb Res. 2000; 100 (4): 279-286.

11) Oral Anticoagulation Monitoring Study Group. Prothrombin measurement using a patient self-testing system. Am J ClinPathol. 2001; 115 (2): 280-287.

12) Oral Anticoagulation Monitoring Study Group. Point-of-care prothrombin time measurement for professional and patientself-testing use. A multicenter clinical experience. Am J ClinPathol. 2001; 115 (2): 288-296.

13) Cachia PG, McGregor E, Adlakha S, Davey P, Goudie BM. Accuracy and precision of the TAS analyser for near-patient INR testing by non-pathology staff in the community. J ClinPathol. 1998; 51 (1): 68-72.

14) Murray ET, Greaves M. INRs and point of care testing. BMJ. 2003; 327 (7405): 5-6.

15) Jennings I, Luddington RJ, Baglin T. Evaluation of the Ciba Corning Biotrack 512 coagulation monitor for the control of oral anticoagulation . J Clin Pathol. 1991; 44 (11): 950-953.

16) McCurdy SA, White RH. Accuracy and precision of a portable anticoagulation monitor in a clinical setting. Arch Intern Med. 1992; 152 (3): 589-592.

17) Tripodi A, Arbini AA, Chantarangkul V, Bettega D, Mannucci PM. Are capillary whole blood coagulation monitors suitable for the control of oral anticoagulant treatment by the international normalized ratio? Thromb Haemost. 1993; 70 (6): 921-924.

18) Plesch W, Wolf T, Breitenbeck N, et al. Results of the performance verification of the CoaguChek XS system. Thromb Res. 2008; 123 (2): 381- 389.

19) Ryan F, O'Shea S, Byrne S. The reliability of point-of-care prothrombin time testing. A comparison of CoaguChek S and XS INR measurements with hospital laboratory monitoring Int J Lab Hematol. 2010; 32 (1 pt 1): e26-e33.

20) Plesch W, van den Besselaar AM. Validation of the international normalized ratio (INR) in a new point-of-care system designed for home monitoring of oral anticoagulation therapy . Int J Lab Hematol. 2009; 31 (1): 20- 25.

21) Heneghan C, Alonso-Coello P, Garcia-Alamino JM, Perera R, Meats E, Glasziou P. Self-monitoring of oral anticoagulation: a systematic review and meta-analysis. Lancet . 2006; 367 (9508): 404-411.

7

SUSPENDENDO A ANTICOAGULAÇÃO ORAL ANTES DE PROCEDIMENTOS – A PONTE DE HEPARINA

DR. GUILHERME SPINA

O que fazer diante de um paciente anticoagulado que tem uma cirurgia ou procedimento invasivo programado? Este é o dilema diário de muitos médicos. Para aumentar ainda mais nossa angústia, as condutas que são realizadas hoje, inclusive recomendadas em diretrizes[1], derivam de estudos observacionais e séries de casos. Para termos uma ideia de como este território ainda é inexplorado, a ponte de heparina, isto é, o uso da heparina ou enoxaparina para anticoagular um paciente no periprocedimento cirúrgico, ainda é uma indicação *off label* da medicação nos EUA[1].

Há três estratégias possíveis diante de procedimentos invasivos e cirurgias em um paciente sob anticoagulação oral:

⦿ Realização da cirurgia sem suspensão do anticoagulante oral;

⦿ Suspensão do anticoagulante oral sete dias antes do procedimento sem ponte de heparina;

⦿ Suspensão do anticoagulante oral sete dias antes do procedimento com ponte de heparina.

A estratégia a ser adotada vai depender do risco trombótico do paciente e do risco de sangramento inerente ao procedimento pelo qual o paciente irá passar. Lembramos que a maioria destas indicações é baseada em experiência clínica, sem grandes estudos que validem esta classificação[1].

É importante ressaltar que a maioria destas recomendações se aplica aos anticoagulantes varfarínicos — há poucos dados sobre a manipulação transoperatória ou transprocedimento da anticoagulação oral com os novos anticoagulantes. Entretanto, por estes agentes terem meia-vida bem mais curta que a varfarina, e serem diretamente anticoagulantes, a suspensão dos agentes um a dois dias antes do procedimento deve prover uma coagulação adequada no momento necessário. Porém, a ausência de testes para monitorização da ação destes anticoagulantes torna sua utilização ainda difícil, pois não conseguimos comprovar a ausência de ação destes antes do procedimento.

Lembramos que, no caso de cirurgias de emergência ou traumas, devemos seguir os algoritmos e condutas do capítulo 9 — Emergências em anticoagulação.

Qual é o risco trombótico do seu paciente?

O risco trombótico pode ser atribuído a cada paciente — um portador de prótese metálica em posição mitral tem risco trombótico que tende ao infinito, enquanto um portador de fibrilação atrial paroxística, com poucos fatores de risco, pode ficar seguramente semanas sem sua anticoagulação oral. Obviamente, pacientes com baixo risco trombótico podem simplesmente suspender o uso do anticoagulante oral varfarínico cinco a sete dias antes do procedimento, sem substituí-lo por nenhuma outra medicação.

A avaliação do risco trombótico passa por um histórico clínico detalhado, em que antecedentes de eventos embólicos identifiquem os pacientes mais predispostos a um novo evento. Independentemente da categoria de risco, fatores individuais podem fazer com que um paciente seja de alto risco trombótico, como a presença de mutação para o fator V de Leiden ou anticorpos antifosfolípides.

Como um guia geral para risco trombótico, apresentamos a tabela:

Categoria de risco	INDICAÇÃO PARA ANTICOAGULAÇÃO ORAL		
	Prótese valvar mecânica	Fibrilação atrial	Tromboembolismo venos
Alto	Qualquer tipo de prótese mitral Próteses de bola e gaiola (Starr–Edwards) ou monodisco AVCi prévio Ataque isquêmico transitório nos últimos seis meses	$CHADS_2$ de 5 ou 6 AVCi prévio ou ataque isquêmico transitório Valvopatia reumática	Tromboembolismo (TVP/TEP) nos últimos três meses Trombofilia diagnosticada (deficiência de proteína C, deficiência de proteína S, anticorpos antifosfolípide, etc.)

	Indicação para anticoagulação oral (cont.)		
Moderado	Prótese aórtica de duplo folheto com fibrilação atrial, hipertensão, diabetes, ICC ou idade maior que 75 anos	CHADS$_2$ de 3 ou 4	TVP/TEP nos últimos três–dois meses Trombifilia não de alto risco (ex: heterozigoto para fator V de Leiden) TVP recorrente Diagnóstico de câncer — em tto ativo ou paliativo
Baixo	Prótese metálica aórtica de duplo folheto sem outros fatores de risco para AVC	CHADS$_2$ de 0 ou 2, sem AVC ou AIT prévios	VP/TEP há mais de doze meses, sem outros fatores de risco

Tabela 7.1

Pacientes de alto risco trombótico devem quase sempre usar a ponte de heparina de acordo com o risco de sangramento do procedimento. Pacientes com risco moderado devem, em geral, usar a ponte de heparina, mas aqueles com alto risco de sangramento ou a critério clínico também podem realizar o procedimento invasivo apenas com a suspensão do anticoagulante oral de 5 a 7 dias antes do procedimento.

Já os pacientes de baixo risco trombótico se beneficiam do regime de suspensão simples do anticoagulante oral de 5 a 7 dias antes do procedimento, sem necessidade da ponte de heparina.

Afinal, o que é a ponte de heparina?

A chamada ponte de heparina constitui a substituição da anticoagulação oral por anticoagulação parenteral injetável de meia-vida curta, ou seja: trocar a anticoagulação com varfarina por anticoagulação de curta duração com heparinas de baixo peso molecular, via subcutânea.

A posologia mais comum da ponte envolve a suspensão da anticoagulação oral com varfarina de 5 a 7 dias antes do procedimento. Imediatamente após a suspensão da varfarina iniciamos enoxaparina 1 mg/kg, duas vezes ao dia por via subcutânea (ou 0,75 mg/kg em pacientes com mais de 75 anos). A enoxaparina deve ser suspensa 24 horas antes do procedimento, sendo realizado um exame de tempo de protrombina na noite anterior ao procedimento. Por exemplo, se o paciente tem uma cirurgia às 7 horas da manhã no dia 12, a última dose de enoxaparina será às 7 horas da manhã do dia 11.

De 12 a 24 horas após o procedimento, desde que o risco de sangramento não seja muito alto nem exista sangramento ativo, a enoxaparina é reiniciada, juntamente com a varfarina. Outra possibilidade em pacientes com risco trombótico não tão elevado é o início apenas da varfarina no dia seguinte ao procedimento, sem o uso de enoxaparina, na dose usual do paciente. A dose usual ou habitual de varfarina é a última dose que o paciente fez uso que possibilitou um INR protetor, isto é, entre 2 e 3.

Como alternativa à enoxaparina, pode ser usada a dalteparina na dose de 100 U/Kg, via subcutânea, duas vezes ao dia. Para aqueles que querem manter seus pacientes internados por longos períodos e promover colonização de bactérias hospitalares, há a possibilidade do uso de heparina endovenosa no lugar da varfarina, mantendo-se uma relação de TTPa de 2 até 6 horas antes da cirurgia. Reforçamos o fato de que este é um regime de exceção, já que os outros esquemas de ponte de heparina permitem ao paciente a transição ambulatorial e possibilitam que ele seja internado apenas na véspera do procedimento, poupando dias de internação e diminuindo complicações infecciosas.

O esquema abaixo resume a conduta para um paciente com baixo risco trombótico:

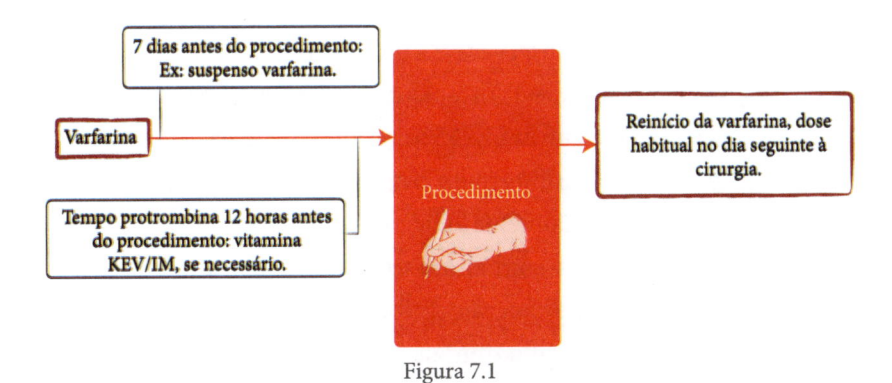

Figura 7.1

O esquema a seguir resume uma ponte "clássica," com o uso de enoxaparina em paciente com risco trombótico intermediário.

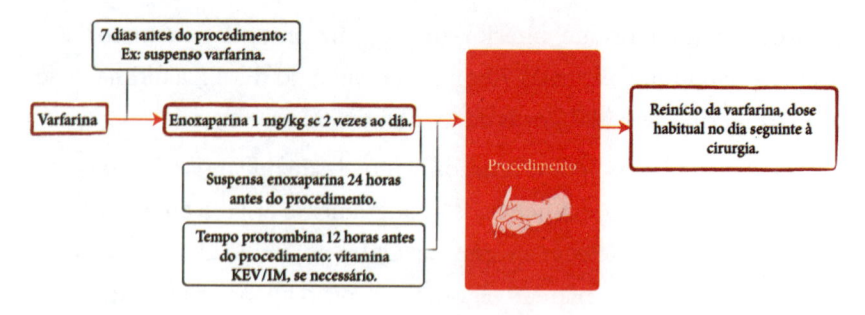

Figura 7.2

7 dias antes do procedimento: Ex: suspenso varfarina.

- Varfarina → Enoxaparina 1 mg/kg sc 2 vezes ao dia.
- Suspensa enoxaparina 24 horas antes do procedimento.
- Tempo protrombina 12 horas antes do procedimento: vitamina K EV/IM, se necessário.
- **Procedimento** → Reinício da varfarina, dose habitual no dia seguinte à cirurgia.

Abaixo um esquema de ponte de heparina para paciente com alto ou muito alto risco trombótico, como portadores de próteses mecânicas mitrais.

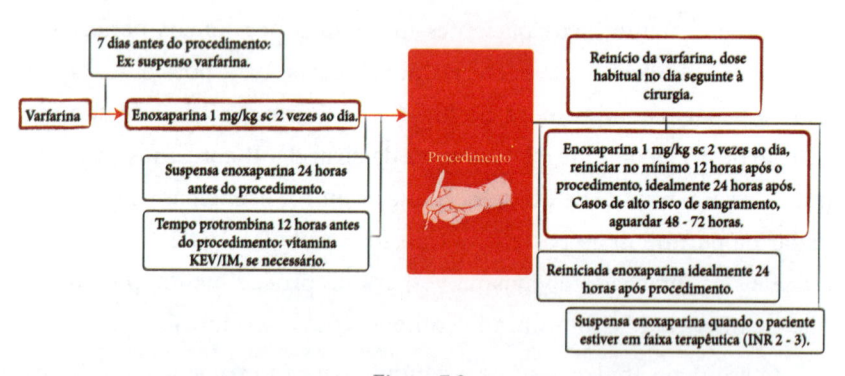

Figura 7.3

7 dias antes do procedimento: Ex: suspenso varfarina.

- Varfarina → Enoxaparina 1 mg/kg sc 2 vezes ao dia.
- Suspensa enoxaparina 24 horas antes do procedimento.
- Tempo protrombina 12 horas antes do procedimento: vitamina K EV/IM, se necessário.
- **Procedimento** → Reinício da varfarina, dose habitual no dia seguinte à cirurgia.
- Enoxaparina 1 mg/kg sc 2 vezes ao dia, reiniciar no mínimo 12 horas após o procedimento, idealmente 24 horas após. Casos de alto risco de sangramento, aguardar 48 - 72 horas.
- Reiniciada enoxaparina idealmente 24 horas após procedimento.
- Suspensa enoxaparina quando o paciente estiver em faixa terapêutica (INR 2 - 3).

A ponte de varfarina é segura quando usada adequadamente e alguns cuidados devem ser observados: a monitorização do INR logo antes do procedimento permite a correção com vitamina K intramuscular ou endovenosa que, se ministrada 12 horas antes, normaliza o INR na maioria dos pacientes e permite que a cirurgia não seja suspensa[2]. Além disso, devemos ser especialmente cuidadosos com a reintrodução da enoxaparina nos pacientes com alto risco de sangramento: em cirurgias com alto potencial de sangramento devemos aguardar 2 a 3 dias até que o risco de sangramento diminua. Se houver sangramento ativo, hematomas extensos ou queda do Hb após o procedimento, sugestivo de sangramento ativo, a anticoagulação não deve ser reintroduzida até a resolução deste.

Sempre devemos lembrar que a anticoagulação oral é um tratamento preventivo: o sangramento é um evento clínico e, em vigência deste, qualquer tratamento anticoagulante preventivo torna-se contraindicado.

Quais os procedimentos com maior risco de sangramento?

Informações consensuais[1] listam os procedimentos abaixo como os de maior risco de sangramento, ou nos quais o sangramento, mesmo em pequena quantidade, pode ser catastrófico (por exemplo, neurocirurgias, procedimentos epicárdicos ou epidurais).

Se um paciente vai ser submetido a um destes procedimentos, recomendamos que a anticoagulação oral seja suspensa 7 dias antes do procedimento e um INR obrigatório 12 horas antes da cirurgia. Nestes tipos de procedimento a reintrodução de enoxaparina após o procedimento deve ser adiada por 48 a 72 horas, sendo observada cuidadosamente a presença de sangramento ou queda de hematócrito.

Entre procedimentos com alto risco de sangramento podemos citar:

- Cirurgia urológica, como ressecção transuretral de próstata, ressecção de bexiga, de tumores, nefrectomia ou biópsia renal;

- Implante de marca-passo ou de desfibrilador implantável, no qual a separação das fáscias infraclaviculares e confecção das lojas pode predispor a hematomas;

- Ressecção de grandes pólipos colônicos (maiores que 1–2 cm de comprimento), nos quais a transecção da base do pólipo pode determinar sangramento;

- Cirurgias em órgãos altamente vascularizados, como rim, baço e fígado;

- Ressecção intestinal, por sangramento que pode ocorrer no local de sutura;

- Grandes cirurgias com extenso dano tecidual — aneurismectomias abertas de aorta abdominal, cirurgia oncológica, cirurgia plástica com grandes descolamentos, artroplastias ortopédicas;

- Cirurgia cardíaca, intracraniana ou em medula espinhal, no qual um pequeno sangramento pode ter consequências clínicas graves;

- Endarterectomia de carótidas.

Afinal, suspendemos a varfarina cinco ou sete dias antes do procedimento?

Aqui temos dois fatores a considerar: em primeiro lugar, a varfarina não é diretamente anticoagulante. Ela age inibindo a síntese/ativação de fatores de coagulação. Assim, não basta a ausência da varfarina para a normalização da anticoagulação — é necessária a síntese dos fatores de coagulação que estavam inibidos pela varfarina.

Se considerarmos a meia-vida da varfarina de 36–42 horas, há aproximadamente uma redução de 50% na concentração de varfarina a cada 2 dias, considerando-se apenas uma farmacocinética de primeira ordem. Ou seja, em 5 dias teríamos menos 25% da dose de varfarina circulante e teríamos certamente uma coagulação adequada à realização de procedimentos invasivos, certo?

Bem, seria certo se não tivéssemos as $6,02 \times 10^{23}$ variáveis que se aplicam à varfarina, desde os infinitos polimorfismos genéticos de metabolismo à ingestão de vitamina K. Considerando o último fator, por exemplo, um paciente que esteja em baixa ingestão de vitamina K pode demorar muito mais para normalizar o INR do que um que tenha dieta rica em vitamina K. Assim, por segurança, preferimos suspender o uso da varfarina 7 dias antes do procedimento, fazendo a ponte de heparina nos pacientes com maior risco trombótico.

E se o paciente usar outro anticoagulante, como fencoprumona ou acenocumarol?

Se este é o caso, primeiro substitua o anticoagulante que o paciente estiver usando por varfarina (a não ser que o paciente seja terminalmente alérgico à varfarina). Depois de substituí-lo por varfarina, ache a dose eficaz e siga o procedimento acima descrito. A seguir, mande o paciente de volta ao serviço de origem com a recomendação de que seu médico faça uma tatuagem (vide capítulo 1).

Em que procedimentos não há a necessidade da suspensão do uso do anticoagulante oral?

Alguns procedimentos não necessitam da suspensão da anticoagulação oral: incluem-se nestes a maioria dos procedimentos dentários (inclusive extrações), cirurgia de catarata e a maioria das cirurgias dermatológicas.

Nestes tipos de procedimento o sangramento pode ser contido com medidas locais e geralmente não será clinicamente significativo. Devemos alertar aos profissionais que realizarão os procedimentos que o paciente terá sangramento maior que o habitual, mas que pode ser contornável com técnicas adequadas. Também cabe a recomendação da realização de INR 12 horas antes da cirurgia, já que o INR muito elevado (acima da faixa terapêutica) é contraindicação a qualquer procedimento.

Procedimentos odontológicos — No caso de procedimentos odontológicos, técnicas adequadas como uso de antifibrinolóticos (bochechos com ácido tranexâmico[3] ou o uso de espumas hemostáticas [gel-foam] em exodontias) permitem que a maioria dos procedimentos seja realizada em vigência de anticoagulação oral. Recentemente está em estudo no serviço de odontologia do InCor–HCFMUSP o implante dentário sem suspensão da anticoagulação oral, com bons resultados iniciais.

Em pacientes com baixo risco trombótico, uma estratégia válida para facilitar o procedimento odontológico é a suspensão da varfarina por 2 ou 3 dias antes do procedimento, o que geralmente resulta em um INR de 1,6 a 1,9 no dia do procedimento[4]. Esta estratégia pode ser especialmente adequada no caso do paciente não ter acesso a dentistas habituados a tratar usuários de anticoagulantes orais.

Procedimentos dermatológicos — Procedimentos dermatológicos menores, como retirada de carcinomas basocelulares, queratoses actínicas ou nevos podem ser realizados em vigência de anticoagulação, observando-se um sangramento aproximadamente três vezes maior que o habitual[5,6], mas sem relatos de sangramentos maiores ou com significância clínica.

Cirurgia de catarata — A cirurgia de catarata é um procedimento avascular, e estudos prospectivos demonstraram uma incidência de sangramento clinicamente importante menor que 3%[7]. Em uma meta-análise[8] de estudos observacionais, pacientes que realizaram cirurgia de catarata em vigência de anticoagulação tiveram um risco aumentado de sangramento (Odds Ratio 3,26, intervalo de confiança 95% 1,73–6,16). O sangramento nesta análise ocorreu em 10% dos pacientes[8] — entretanto foi autolimitado, constituindo-se de hifemas pontuais ou sangramentos subconjuntivais, e nenhum paciente teve comprometimento visual decorrente do sangramento.

É importante considerarmos que na cirurgia de catarata a anestesia retrobulbar é mais perigosa na vigência de anticoagulação oral, visto que hematoma retrobulbar pode levar à perda visual sem uma pronta descompressão. A literatura sugere que estes sangramentos sejam incomuns, ocorrendo em menos de 1% dos pacientes[9], independente do uso de anticoagulantes orais. Uma abordagem mais segura é a realização da técnica de facoemulsificação sob anestesia tópica, que dispensa a anestesia retrobulbar.

Como fazer a anticoagulação perioperatória em pacientes em uso de anticoagulantes não varfarínicos?

No caso de um paciente usando novas drogas anticoagulantes, basta suspender o uso do medicamento 24 horas antes da cirurgia, no caso de pacientes com função renal normal, ou 48 horas antes da cirurgia para pacientes com *clearance* de creatinina abaixo de 30 mL/min.

A grande vantagem dos novos anticoagulantes orais no período perioperatório é justamente a meia-vida curta, que permite um manejo mais prático nesta situação. Em compensação, esta meia-vida curta faz com que pacientes pouco aderentes à medicação fiquem desprotegidos ao esquecer uma única dose de anticoagulante.

No período pós-operatório, basta reiniciar a medicação assim que não houver mais sangramento ou risco de sangramento.

É importante considerarmos que, na cirurgia de catarata, a anestesia retrobulbar é mais perigosa na vigência de anticoagulação oral, visto que hematoma retrobulbar pode levar à perda visual sem uma pronta descompressão. A literatura sugere que estes sangramentos sejam incomuns, ocorrendo em menos de 1% dos pacientes[9], independente do uso de anticoagulantes orais. Uma abordagem mais segura é a realização da técnica de facoemulsificação sob anestesia tópica, que dispensa a anestesia retrobulbar.

O que fazer no caso de sangramento em vigência de novos anticoagulantes?

Veja o capítulo 9, mas abaixo disponibilizamos um prático esquema de conduta nesta situação:

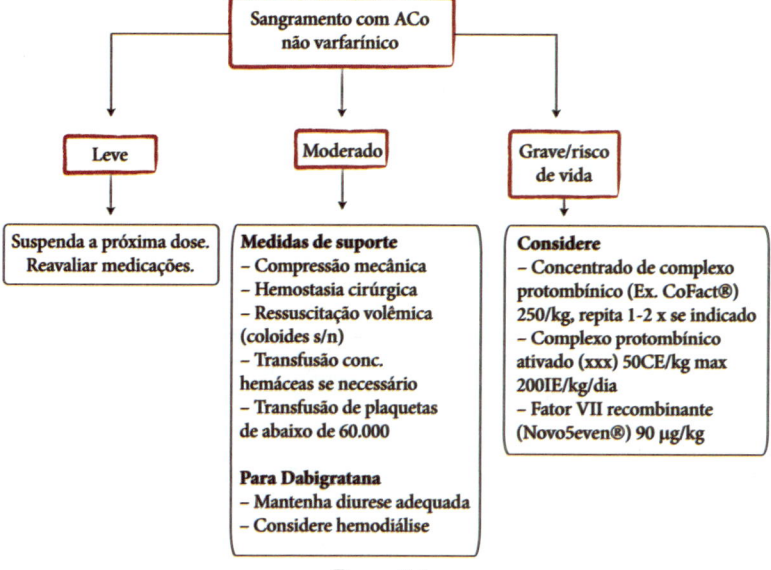

```
                    Sangramento com ACo
                       não varfarínico
                              |
          ┌───────────────────┼───────────────────┐
         Leve              Moderado          Grave/risco
                                              de vida
          |                   |                   |
 Suspenda a próxima   Medidas de suporte    Considere
 dose. Reavaliar      - Compressão mecânica - Concentrado de complexo
 medicações.          - Hemostasia cirúrgica  protombínico (Ex. CoFact®)
                      - Ressuscitação volêmica 250/kg, repita 1-2 x se indicado
                        (coloides s/n)       - Complexo protombínico
                      - Transfusão conc.       ativado (xxx) 50CE/kg max
                        hemáceas se necessário 200IE/kg/dia
                      - Transfusão de plaquetas - Fator VII recombinante
                        de abaixo de 60.000    (Novo5even®) 90 µg/kg
                      
                      Para Dabigratana
                      - Mantenha diurese adequada
                      - Considere hemodiálise
```

Figura 7.4

REFERÊNCIAS

1) Alcalay, J. Cutaneous surgery in patients receiving warfarin therapy. Dermatol Surg, 27 (8), p. 756–758, 121, 2001.

2) Billingsley, E. M.; Maloney, M. E. Intraoperative and postoperative bleeding problems in patients taking warfarin, aspirin, and nonsteroidal antiinflammatory agents: a prospective study. Dermatol Surg, 23 (5), p. 381–385, 1997.

3) Douketis, J.D. et al. Perioperative Management of Antithrombotic Therapy. CHEST, 141 (2) (Suppl), e326S–e350S, 2012

4) Hirschman, D. R.; MORBY, L. J. A study of the safety of continued anticoagulation for cataract surgery patients. Nurs Forum, 41 (1), p. 30–37, 2006.

5) Jamula, E. et al. Safety of continuing warfarin therapy during cataract surgery: a systematic review and meta-analysis. Thromb Res, 124 (3), p. 292–299, 2009.

6) Katz, J. et al. Study of Medical Testing for Cataract Surgery Team: risks and benefits of anticoagulant and antiplatelet medication use before cataract surgery. Ophthalmology, 110 (9), p. 1784-1788, 2003.

7) Ramström, G. et al. Prevention of postsurgical bleeding in oral surgery using tranexamic acid without dose modification of oral anticoagulants. J Oral Maxillofac Surg, 51 (11), p. 1211-1216, 1993.

8) White, R. H. et al. Temporary discontinuation of warfarin therapy: changes in the international normalized ratio. Ann Intern Med, 122 (1), p. 40-42, 1995.

9) Woods, K. et al. Low-dose oral vitamin K to normalize the international normalized ratio prior to surgery in patients who require temporary interruption of warfarin. J Thromb Thrombolysis, 24 (2), p. 93-97, 2007.

8

EMERGÊNCIAS EM ANTICOAGULAÇÃO ORAL

DRA. XIMENA FERRUGEM ROSA
DR. TARSO AUGUSTO DUENHAS ACCORSI

A anticoagulação oral é um dilema médico: com ela, há o benefício presumido da redução de eventos pró-tromboembólicos, mas, concomitantemente, também há quebra de segurança, com aumento do risco pró-hemorrágico. A hemorragia, principal efeito adverso destas medicações anticoagulatórias, causa grande aumento da morbidade, pode ser fatal e aumenta os gastos de saúde. No mínimo, cerca de 5% dos pacientes com anticoagulação oral crônica apresentaram sangramentos significativos, que motivaram avaliação médica, ao longo de um ano. De 2003 a 2004, os anticoagulantes foram as medicações mais citadas na lista de drogas que causaram óbito durante o seu uso terapêutico, segundo o Food and Drug Administration (FDA). O manejo adequado das situações de risco para sangramento e intervenções corretas em caso de hemorragia se faz fundamental para que a proposta de tratamento com essas medicações seja exequível.

⊙ Antagonistas da vitamina K

A varfarina é o anticoagulante oral padrão utilizado em uma série de cenários clínicos, com o maior número de evidências científicas para justificar seu uso. É um antagonista da vitamina K que inibe os fatores de coagulação dependentes desta, como fator II (protrombina), VII, IX e X. Seu efeito deve ser monitorado periodicamente por meio da aferição do tempo de protrombina (TP), mais especificamente da razão normalizada internacional (INR), cujo intervalo almejado varia conforme a indicação clínica da anticoagulação. Outros representantes dos antagonistas da vitamina K são o acenocoumarol, inexistente no Brasil, que apresenta meia-vida mais curta do que a varfarina, e a femprocumona, cuja meia-vida é a mais longa entre os anticoagulantes orais.

Durante as décadas de 1990 e 2000, a varfarina foi uma das dez drogas mais citadas nos relatos de efeitos adversos graves ao FDA nos Estados Unidos da América e é uma das medicações que mais gera idas às emergências devido às complicações do seu uso. O evento mais temido relacionado à anticoagulação é o acidente vascular cerebral hemorrágico (AVCH), o qual é responsável por 90% das mortes devido ao uso desse fármaco.

O risco de sangramento com a varfarina depende do grau de anticoagulação e dos fatores pré-existentes do próprio paciente (Tabela 8.1). A idade avançada, por exemplo, está associada ao aumento do risco de sangramento. No estudo *Stroke prevention in atrial fibrillation*, a incidência de sangramento maior nos pacientes com menos de 75 anos foi de 1,7%, enquanto naqueles acima dessa idade foi de 40%.

Com exceção da hemorragia retroperitoneal, que não parece ter relação com o INR, o risco de sangramento aumenta significativamente com INR > 5, sendo extremamente alto quando este se torna superior a 10. Ademais, as taxas de sangramento parecem ser maiores no início do tratamento, principalmente no primeiro mês, reduzindo-se ao longo do tempo. Apesar disso, é importante ressaltar que a hiperanticoagulação pode ocorrer mesmo em pacientes que permaneceram estáveis com a droga durante anos, o que indica o controle do INR enquanto o paciente mantiver o uso da substância. Além dos fatores supracitados, situações que interfiram no metabolismo, absorção e ingestão de medicação são comumente as causas do desajuste do INR. Na Tabela 8.2 são citadas algumas medicações e alimentos que podem potencializar a ação da varfarina.

Por fim, diante de INR elevado, é necessário descartar o resultado falso-positivo, o qual pode ocorrer na presença de heparina na amostra de sangue coletada (exemplo: coleta de cateter central) ou devido ao preenchimento inadequado do tubo de coleta, tornando a relação citrato/plasma maior do que a normal.

INR elevado sem sangramento

Na ausência de sangramento, o tratamento da hiperanticoagulação com a varfarina dependerá do valor do INR apresentado pelo paciente.

Os pacientes que possuem INR < 5, sendo este resultado muito próximo do valor almejado, poderão apenas ser observados, sem que se ajuste a medicação. Àqueles que estiverem mais próximos de 5, por sua vez, deve-se omitir uma dose e/ou reduzir a varfarina.

Já aos pacientes que se encontram na faixa intermediária de INR, entre 5 e 9, é recomendado suspender uma ou duas doses de varfarina, repetindo o exame nos dias subsequentes e retornando posteriormente a administrar a droga em uma quantidade menor. A chance de se obter um INR < 4 em 48 horas de suspensão da varfarina, em geral, é de 55%. Porém, os pacientes mais idosos, com menores doses de manutenção da varfarina, com insuficiência cardíaca descompensada ou câncer, têm uma queda mais lenta dos níveis de INR, podendo necessitar de mais tempo para nova adequação a eles. Assim, aos pacientes que tiverem maior risco de sangramento (Tabela 8.1), é aconselhável ainda administrar uma dose de 1 a 2,5 mg de vitamina K por via oral, de modo a ajustar mais rapidamente a hiperanticoagulação. Doses maiores do que essas, além de reverter o INR para níveis abaixo do alvo, tornam o paciente mais resistente à varfarina nos dias conseguintes, o que dificulta o retorno da anticoagulação.

A via endovenosa é uma alternativa com eficácia semelhante à oral, com doses que variam de 0,5 a 3 mg (82% de INR entre 1,8 e 4 em 24 horas no grupo da vitamina K por via oral x 77% no grupo por via endovenosa). Sua desvantagem é o maior risco de reação anafilática. Em contrapartida, não é recomendado o uso da via subcutânea, visto que esta é 50% menos eficaz para reduzir o INR a níveis seguros em 24 horas quando comparada aos outros modos de administração, pois sua absorção é imprevisível. Na falta de vitamina K em apresentação oral (comprimidos), podem-se utilizar as ampolas de administração endovenosa por boca.

Por fim, se o INR é > 9, a varfarina deverá ser suspensa imediatamente e a vitamina K deverá ser administrada por via oral na dose de 2,5 a 5 mg, podendo a dose ser repetida se necessário. Será preciso aferir o INR mais frequentemente e o reinício da administração da varfarina ocorrerá com redução da sua dose quando o exame estiver no nível terapêutico desejado.

INR elevado com pequeno sangramento

Os pacientes que apresentam sangramentos menores durante o uso dos antagonistas da vitamina K podem ser conduzidos de duas formas, conforme o julgamento clínico: ou de forma semelhante aos pacientes com INR > 9 ou, como será exposto a seguir, como aqueles pacientes com sangramentos maiores e ameaçadores à vida.

Sangramento ameaçador à vida

É considerado sangramento severo aquele que provoca instabilidade hemodinâmica (hipotensão ou sinais de choque); necessita de cirurgia, procedimento radiológico intervencionista ou endoscopia de urgência para controle; e requeira transfusão sanguínea ou ameace a vida útil ou a função de algum órgão (exemplo: hemorragia intracraniana, intramedular, hemopericárdio, etc).

Quando houver hemorragia que coloque em risco a vida do paciente durante o uso de um antagonista da vitamina K, essa administração precisará ser interrompida imediatamente, e sua ação, revertida. A forma de reversão dependerá da gravidade clínica, devendo ser realizada com a infusão de 10 mg de vitamina K durante 20 a 60 minutos associada a plasma fresco congelado nos casos menos urgentes e com fator VIIa recombinante ou complexo protrombínico nos pacientes extremamente graves. A dose de vitamina K deverá ser repetida a cada 12 horas e os demais conforme a necessidade. O uso do complexo protrombínico associado à vitamina K é capaz de reverter o INR em 30 minutos após a administração.

Obviamente, além da reversão da anticoagulação, o paciente com sangramento crítico deverá receber todos os cuidados inerentes a sua gravidade. O médico deverá ofertar-lhe volume e transfusão dos demais hemocomponentes conforme a necessidade, cogitando cirurgia de urgência se preciso for.

Acidente vascular cerebral hemorrágico

A ocorrência de AVCH com a varfarina é associada a fatores como idade – ocorrendo mais frequentemente nos pacientes acima de 70 anos –, uso concomitante ao ácido acetilsalicílico, controle inadequado da pressão arterial e nível de INR. Contudo, mesmo durante períodos de INR terapêutico, há risco de evento hemorrágico, variando a sua incidência entre 0,3-0,8% ao ano.

Os eventos podem ser espontâneos ou provocados por trauma. Os pacientes anticoagulados que sofrem traumatismo cranioencefálico, mesmo que leve, devem ser submetidos à tomografia computadorizada de crânio, visto que os estudos retrospectivos são conflitantes quanto à incidência de hemorragia intracraniana nesse grupo, em relação à população geral.

O AVCH é uma emergência que necessita de reversão imediata da anticoagulação, pois mesmo hematomas pequenos em pacientes anticoagulados podem aumentar. Dessa maneira, a varfarina deve ser prontamente suspensa e os pacientes devem receber 10 a 20 mg de vitamina K por via endovenosa associada ao plasma fresco congelado e complexo protrombínico. A alternativa ao complexo protrombínico é o fator VIIa. O novo INR deve ser colhido com 30 minutos da infusão do complexo protrombínico ou fator VIIa. Caso ainda seja > 1,4, uma nova dose dos fatores de coagulação deverá ser realizada.

Paralelamente ao manejo da anticoagulação, o paciente deverá ser monitorizado, receber as medidas gerais de AVCH (controle de pressão arterial, hipertensão intracraniana, etc.) e ser avaliado por um neurocirurgião a fim de que se estude à necessidade de craniotomia.

Após o manejo agudo do AVCH e a recuperação do paciente, é necessária a discussão do reinício da anticoagulação oral. Não há consenso na literatura a respeito do assunto. Se, por um lado, há o risco de novo sangramento intracraniano, por outro, existe um maior risco de eventos tromboembólicos, tanto pelos fatores pré-existentes como pelos da nova situação do paciente acamado, fatores de coagulação, o que aumentaria ainda mais o risco trombogênico, principalmente nos primeiros dias.

Assim, deve-se questionar inicialmente se a anticoagulação deve ser reintroduzida. Pacientes com situações imperativas de anticoagulação pelo alto risco de eventos (exemplo: prótese valvar mecânica), em prevenção secundária de fibrilação atrial ou primária com risco de embolização > 7% ao ano, devem retornar à anticoagulação. Em contrapartida, para os pacientes em prevenção primária, com baixo risco de embolização, com áreas de microssangramentos na ressonância magnética, microangiopatia cerebral amiloide ou cuja anticoagulação fosse temporária (exemplo: trombose venosa profunda), o uso do anticoagulante deve ser desencorajado. Além do mais, é preciso analisar o cenário clínico em que o AVCH ocorreu. Se houve relação com hipertensão arterial não controlada, deve-se medicar melhor o paciente para reiniciar a anticoagulação.

Caso a resposta da questão acima seja o reinício da anticoagulação oral, é necessário programar o momento de sua reintrodução. Os dados são conflitantes. Enquanto a *European Stroke Initiative* recomenda reiniciar a varfarina 10 a 14 dias depois do evento, a *American Heart Association* orienta esperar 7 a 10 dias. Outros autores, por sua vez, recomendam aguardar um tempo mais prolongado, de 4 a 6 semanas.

Manejo perioperatório

O manejo da varfarina no perioperatório dependerá do tipo de cirurgia ou procedimento a ser realizado e do risco tromboembólico do paciente. Quando a sua suspensão é aconselhável, deverá ocorrer 4 a 5 dias antes do procedimento, garantindo com segurança INR normal no intraoperatório. Contudo, com essa estratégia, é possível que o paciente fique 2 a 3 dias sob risco tromboembólico. Para se reduzir esse tempo, pode-se suspender a medicação dois dias antes da cirurgia e dar 2,5 mg de vitamina K ao paciente por via oral ou realizar substituição por heparina, seja ela de baixo peso molecular ou não fracionada. O risco de eventos embólicos sem anticoagulação, geralmente, é computado ao longo de um ano (principalmente em casos de fibrilação atrial crônica). Poderia-se extrapolar este raciocínio para tentar prever um evento embólico ao longo de alguns dias sem anticoagulação referente a um período perioperatório. Este método, sem dúvida, levaria a uma probabilidade muito baixa, desprezível, a ponto de se pensar simplesmente em suspender a varfarina, com o intuito de minimização do risco hemorrágico intrínseco a intervenções cruentas. No entanto, a observação clínica, apesar de confirmar que a incidência de evento tromboembólico é muito baixa no contexto do perioperatório sem anticoagulação, é 10 vezes maior que o esperado pela conta anterior. Isto pode ser justificado pelo efeito pró-trombótico por três mecanismos: inibição precoce pela varfarina das proteínas C e S antes dos demais fatores dependentes da vitamina K na reintrodução; efeito rebote da produção de fatores pró-trombóticos após suspensão do anticoagulante; estado inflamatório cirúrgico. Portanto, só se justifica a não realização de ponte de heparina no periprocedimento, minimizando-se o risco hemorrágico, em casos de baixo risco pró-tromboembólico e de cirurgia com alto risco pró-hemorrágico.

INIBIDORES FATOR X$_A$

⊙ Rivaroxaban

O rivaroxaban é um inibidor seletivo, competitivo e reversível do fator Xa, tanto na sua forma livre como naquela incorporada ao complexo protrombinase e junto ao trombo. O fármaco tem alta afinidade pelas proteínas plasmáticas, principalmente a albumina. Tem metabolização pelas enzimas CYP3A4 e CYP2J2, sendo que 66% do rivaroxaban é excretado na urina, e 28%, nas fezes. Assim, medicações que inibem tais enzimas, como os antibióticos imidazólicos, inibidores de protease, claritromicina e eritromicina, podem potencializar a ação desse anticoagulante, não sendo recomendado o seu uso concomitantemente ao do rivaroxaban. Outras drogas que interferem no risco de sangramento devido ao uso de rivaroxaban são as antiplaquetárias. O uso conjunto do rivaroxaban com clopidogrel e AAS durante a síndrome coronariana aguda aumentou esse risco, apesar de reduzir os desfechos cardiovasculares. Ademais, pacientes com insuficiência renal e com *clearance* < 15 ml/min ou insuficiência hepática com distúrbio de coagulação não devem receber o fármaco.

A ação do rivaroxaban induz prolongamento no TP e no tempo de tromboplastina parcial ativada (TTPA), sem apresentar influência sobre o tempo de sangramento ou agregação plaquetária. Seu efeito depende diretamente da sua concentração sérica. Contudo, tais exames não possuem sensibilidade adequada para monitorar o efeito da droga, pois possuem grandes variações no resultado entre kits diferentes. Além disso, a medicação foi estudada e aprovada para uso por meio de ensaios clínicos nos quais não havia controle laboratorial do seu efeito. Assim, a aferição do TP e do TTPA durante o uso do rivaroxaban deve ser reservada para casos especiais, como, por exemplo, pacientes com sangramento inexplicado, overdose, insuficiência hepática ou renal ou cuja adesão ao tratamento é questionada. É preciso se lembrar de que caso o TP seja utilizado para avaliação do efeito da medicação, não se deverá considerar o INR, mas sim o valor em segundos e a sua atividade (%). É possível ainda utilizar a dosagem do antifator Xa cromogênico, cuja sensibilidade também é variável. Contudo, quando associado à curva de calibração do rivaroxaban, o teste se torna mais sensível e específico para a concentração sérica do fármaco.

Sangramento

A maior e a menor taxa de sangramento com o uso de rivaroxaban durante 6 a 12 meses é de cerca de 0,7% e 5,4%, respectivamente.

Não há antídoto conhecido para o rivaroxaban. Nos casos de sangramento ativo, a droga deverá ser suspensa. Nos pacientes sem disfunção renal e que usam a medicação adequadamente, em 24 horas de suspensão da droga o TP se normaliza. Na maioria dos casos de sangramentos, a simples retirada de medicação e suporte (compressão do local, por exemplo) é o bastante para cessá-los.

Nas hemorragias ameaçadoras à vida, faz-se necessária uma reversão mais rápida do fármaco. Assim, deve-se utilizar o complexo protrombínico na dose de 50UI/kg, que já foi testada em estudos com animais e clínicos pequenos, com voluntários normais, nos quais se obteve redução significativa do TP após a infusão do fator, mantendo-se estável por 24 horas. Uma alternativa ao complexo protrombínico é o fator VIIa recombinante, testado somente no modelo animal, também com impacto positivo somente sobre os exames de coagulação, sem melhora do desfecho clínico. Há ainda o complexo protrombínico ativado, na dose de 75 - 80UI/kg, que demonstrou melhora também em desfechos intermediários em animais. Não há evidência para o uso de plasma fresco congelado na reversão da anticoagulação com o rivaroxaban.

Associadas às medidas já citadas, são imprescindíveis o controle do foco de sangramento, a reposição volêmica com expansores (cristaloides e/ou coloides), transfusão de hemoderivados, se necessário, e cuidados intensivos.

Manejo perioperatório

O rivaroxaban deve ser retirado 24 horas antes de qualquer procedimento cirúrgico e readministrado assim que a hemostasia estiver controlada e o paciente estiver apto a receber medicações por via oral/enteral. Em caso de cirurgia de emergência/urgência, o paciente deve ser manejado de forma semelhante aos sangramentos maiores, recebendo ou complexo protrombínico simples ou ativado, ou fator VIIa recombinante.

INIBIDORES DIRETOS DA TROMBINA

- **Dabigatran**

O etexilato de dabigatran é um inibidor seletivo, reversível e direto da trombina, que age inclusive naquela ligada ao trombo. Apenas 35% da sua concentração está ligada a proteínas plasmáticas e 85% da sua excreção é renal. Assim, pacientes com insuficiência renal e *clearance* < 30 ml/min não deverão receber esse anticoagulante. Para aqueles com *clearance* entre 30 a 50 ml/min, haverá a liberação da droga para uso em uma menor dose.

Inibidores da glicoproteína-P, principalmente a quinidina e o cetoconazol, potencializam o efeito do dabigatran, aumentando o risco de sangramento durante o uso desse fármaco. A amiodarona e o verapamil também têm efeito semelhante ao da quinidina e ao do cetoconazol sobre esse anticoagulante, porém menos intenso. O efeito do uso de AAS associado a 110-150 mg de dabigatran 2 vezes ao dia sobre o risco de sangramento até o momento não parece ser significativo, pelo menos quando analisados os subgrupos dos grandes estudos.

Como esperado, durante o uso dessa medicação, há prolongamento do tempo de trombina (TT), tempo de coagulação ativado (TCA), tempo de coagulação ecarina (não disponível no cenário clínico), TP e TTPA. Contudo, assim como acontece com os demais anticoagulantes novos, tais testes são pouco sensíveis para ajuste da medicação, pois há grande variabilidade entre os reagentes utilizados. O TT é o exame mais efetivo para detectar a presença de dabigatran, porém rapidamente se altera, tornando-se incoagulável nos kits habituais. Na Europa e no Canadá, já se utiliza um calibrador de dabigatran, o HYPHEN, da BioMed, que combina o TT diluído com uma curva de calibração do dabigatran, a qual reproduz a atividade e as concentrações séricas da medicação. Ao exemplo do rivaroxaban, os ensaios clínicos que validaram o uso dessa droga, fizeram-no sem monitoramento laboratorial dos seus efeitos.

Sangramento

O manejo do sangramento com o dabigatran é semelhante ao dos demais anticoagulantes novos. Ou seja, em face de um evento menor, a simples suspensão da medicação juntamente com suporte para frear a hemorragia são suficientes para a resolução do quadro. No caso do dabigatran, o TTPA e o TCA serão os parâmetros de coagulação a serem medidos para melhor aferição do efeito anticoagulante da droga. Após 24 horas de suspensão do dabigatran, em geral, o TTPA já se encontrará normal. TTPA < 80s está associado a baixo risco de sangramento.

Os sangramentos maiores, por sua vez, necessitam de reversão rápida da anticoagulação. Ela poderá ser realizada por meio de 0,5 mg/kg de fator recombinante VIIa ou de 50 UI/kg de complexo protrombínico, ambos com parca evidência, com a maioria de estudos ainda em modelo animal, usando a redução do TTPA como desfecho. Diferentemente do rivaroxaban, o dabigatran não pareceu ter grande reversão em relação ao TTPA, TT e TCE com o uso do complexo protrombínico em humanos (voluntários saudáveis), apesar de haver resposta no modelo animal. O complexo protrombínico ativado também pode ser utilizado na reversão do dabigatran.

Há ainda a possibilidade do uso de hemodiálise para excreção da medicação, visto que o dabigatran é dialisável, podendo-se remover 60% da sua concentração sérica após 2 a 3 horas de diálise.

Como já descrito outras vezes neste capítulo, são imperativos os demais cuidados inerentes à gravidade do sangramento (contenção da hemorragia, monitorização e reposição volêmica).

Manejo perioperatório

É recomendável a suspensão do dabigatran 24 horas antes de qualquer cirurgia. Em paciente com função renal alterada ou cirurgias com maior risco de sangramento ou cuja consequência possa ser catastrófica (exemplos: cirurgia cardíaca, neurocirurgia, anestesia peridural, etc.), é aconselhável a retirada mais precoce dessa medicação (2 a 6 dias antes do procedimento).

Se a cirurgia for de emergência/urgência, o paciente deverá ser medicado da maneira descrita para sangramentos ameaçadores à vida, conforme visto neste capítulo.

Características de risco para sangramento
Idade > 60
Sexo feminino
Diabetes mellitus
Hipertensão arterial sistêmica (sistólica > 180 ou diastólica > 100)
Neoplasia
Etilismo
Doença hepática
Insuficiência renal
Anemia
Má adesão terapêutica
Acidente vascular cerebral prévio (isquêmico ou hemorrágico)
Presença de lesões passíveis de sangramento (exemplo: úlcera péptica)
Distúrbios de coagulação
Trombocitopenia
Uso de outras medicações que interfiram no metabolismo da varfarina ou aumentem risco de sangramento
Deficiência de vitamina K (exemplo: doenças disabsortivas, desnutrição)
INR instável
INR pré-varfarina > 1,4
Sangramento grave prévio com uso de varfarina com INR no alvo

Tabela 8.1

Medicações potencializadoras da varfarina			
Acetaminofen	Eritromicina	Itraconazol	Quinolonas
Amiodarona	Esteroides anabolizantes	Metronidazol	Sinvastatina
Aspirina	Fenitoína	Omeprazol	Tamoxifeno
Cimetidina	Fluconazol	Propafenona	Tetraciclina
Disopiramida	5-Fluoracil	Propranolol	
Dissulfiram	Isoniazida	Quinidina	

Tabela 8.2

REFERÊNCIAS

1) The Stroke Prevention in Atrial Fibrillation Investigators. Bleeding during antithrombotic therapy in patients with atrial fibrillation. Arch Intern Med 1996;156: 409-16.

2) Hylek EM, Chang YC, Skates SJ, Hughes RA, Singer DE. Prospective study of the outcomes of ambulatory patients with excessive warfarin anticoagulation. Arch Intern Med. 2000;160(11): 1612.

3) Dezee KJ, Shimeall WT, Douglas KM, Shumway NM, O'malley PG. Treatment of excessive anticoagulation with phytonadione (vitamin K): a meta-analysis. Arch Intern Med. 2006;166(4): 391.

4) Evans G, Luddington R, Baglin T. Beriplex P/N reverses severe warfarin-induced overanticoagulation immediately and completely in patients presenting with major bleeding. Br J Haematol. 2001;115(4):998.

5) Penning-van Beest FJ, van Meegen E, Rosendaal FR, Stricker BH. Characteristics of anticoagulant therapy and comorbidity related to overanticoagulation. Thromb Haemost. 2001; 86(2): 569.

6) Hirsh J, Fuster V, Ansell J, Halperin JL. American Heart Association/American College of Cardiology Foundation Guide to Warfarin Therapy. Circulation. 2003;107: 1692–1711.

7) Goldstein J.N, Greenberg SM. Should anticoagulation be resumed after intracerebral hemorrhage? Cleveland Clinic Journal of Medicine 2007; 77(11); 791-799.

8) Ageno W, Gallus AS., Wittkowsky A, Crowther M, Hylek EM, Palareti G. Oral Anticoagulant Therapy: Antithrombotic Therapy and Prevention of Thrombosis, 9th ed: American College of Chest Physicians Evidence-Based Clinical Practice Guidelines. CHEST 2012; 141(2)(Suppl): e44S–e88S.

9) Hemorrhagic Complications of Anticoagulant and Thrombolytic Treatment: American College of Chest Physicians Evidence-Based Clinical Practice Guidelines (8th Edition). Chest 2008;133; 257S-298S.

9

ANTICOAGULAÇÃO ORAL NA PROFILAXIA DE TROMBOSE VENOSA PROFUNDA

DR. RICARDO CASALINO SANCHES DE MORAES

INTRODUÇÃO

A trombose venosa profunda (TVP) e a embolia pulmonar (EP) são espectros de uma mesma doença. Quando não tratadas de forma correta, ambas podem levar a complicações fatais. Aproximadamente 80% de todos os pacientes internados por algum motivo estão sob risco de desenvolver uma dessas doenças, e, para evitar tal complicação, devemos reconhecer e adotar medidas preventivas.

Para que ocorram fenômenos tromboembólicos, um dos fatores da Tríade de Virchow deve estar alterado (figura 9.1). Existem inúmeras condições que podem alterar um dos componentes dessa tríade, e cabe ao clínico reconhecer esses fatores de risco e iniciar a terapia preventiva (tabela 9.1).

As opções de tratamento envolvem uma gama de medicamentos e medidas não farmacológicas (tabela 9.2). Sem sombra de dúvidas, as medicações injetáveis, como as heparinas, são consideradas a medicação padrão no manejo desses casos. Para seguir a proposta de nosso manual, serão discutidas a seguir as opções de tratamento farmacológico via oral.

TRATAMENTO MEDICAMENTOSO

Estatinas

Existem evidências de que o uso das estatinas diminui a incidência de tromboembolismo venoso. O estudo Júpiter avaliou pacientes sem doença cardiovascular com valores de LDL > 130 e PCR > 2mg/dl. Como resultado, observou-se menor incidência de fenômenos tromboembólicos nos pacientes randomizados para o uso de rosuvastatina.

Antiagregantes plaquetários

São altamente eficazes na redução dos principais eventos trombóticos arteriais em pacientes que estejam em risco ou que tenham diagnóstico estabelecido de doença aterosclerótica. Por outro lado, há pouca evidência de que a aspirina tenha um efeito significativo na prevenção do tromboembolismo.

A aspirina reduz a incidência de tromboembolismo venoso (TEV) em cerca de 20% em comparação ao placebo. No entanto, um estudo não mostrou nenhum benefício significativo da aspirina quando comparada a outros medicamentos, como a heparina.

Antagonistas da vitamina K

Podem ser administrados no pré-operatório, no dia da cirurgia ou no pós-operatório, visto que o efeito anticoagulante dessas medicações leva em torno de três dias para se tornar expressivo. A varfarina tem eficácia comprovada na redução de eventos trombóticos, entretanto, tanto por seu mecanismo de ação demorado, quanto por apresentar índices de sangramentos similares à heparina de baixo peso, raramente é levada em consideração como primeira escolha.

Estudos prospectivos demonstraram superioridade da heparina de baixo peso quando comparada à varfarina. Ao comparar a varfarina à compressão pneumática e aspirina, o anticoagulante oral foi sempre superior.

Em pacientes no pós-operatório de cirurgia de quadril que usaram varfarina ou heparina de baixo peso por quatro semanas, não houve diferença na incidência de TVP/TEV. Entretanto, o grupo varfarina apresentou maiores taxas de sangramentos.

O uso dessa medicação em pacientes clínicos é limitado pela demora no início de ação e pelo efeito pró-trombótico inicial por redução de proteínas C e S.

NOVOS ANTITROMBÓTICOS ORAIS

Novas medicações de uso oral, com função específica ou de inibição do fator X ativado (rivaroxaban) ou de inibição do fator II ativado (dabigatrana), foram analisadas com estudos fase III concluídos, que apresentaram resultados favoráveis. As evidências atuais permitem-nos aplicar tais medicações em pacientes cirúrgicos (ortopedia – cirurgia de quadril e de joelho). Ensaios clínicos de fase III do Projeto MAGELLAN estão em andamento para determinar a eficácia e a segurança do rivaroxaban na prevenção de TEV em uma população de pacientes clínicos não cirúrgicos.

Rivaroxaban

É um inibidor específico do fator X ativado, com excelente biodisponibilidade por via oral e meia-vida de nove horas. É excretado por via renal e, em algumas situações, pelo trato gastrointestinal. É contraindicado em pacientes com *clearence* < 30 ml/min e em pacientes com disfunção hepática importante. Em adultos > 65 anos, é recomendada a redução da dose.

Em pacientes submetidos à cirurgia de quadril, dois estudos prospectivos compararam 10 mg de rivaroxaban a 40 mg de enoxaparina. Os dois medicamentos foram administrados 12 horas antes da cirurgia e mantidos por um período de 35 dias (RECORD 1) e 12 dias (RECORD 2). Em ambos os casos, o rivaroxaban mostrou superioridade em relação à heparina na redução de TVP/TEV, apresentando taxas de sangramentos similares.

Em pacientes submetidos à artroplastia total de joelho (RECORD 3), a dose de 10 mg de rivaroxaban foi comparada com a de 40 mg de enoxaparina, administrados 12 horas antes da cirurgia e mantidos por 12 dias. Nesse estudo, o rivaroxaban foi superior à enoxaparina, apresentando redução de TEV total, TVP distal e redução significativa da incidência de TEV sintomático.

No RECORD 4, os pacientes submetidos à artroplastia total do joelho foram distribuídos aleatoriamente para receber 10 mg de rivaroxaban ou 30 mg de enoxaparina duas vezes por dia 12 a 24 horas após a cirurgia, com terapia mantida 12 dias após a cirurgia. Houve uma diminuição significativa no TEV total com rivaroxaban, mas a diferença na incidência de TEV sintomático e importante não atingiu significância estatística.

Na América do Norte, utiliza-se como profilaxia 30 mg de enoxaparina duas vezes ao dia; na Europa, a opção é por 40 mg de enoxaparina uma vez ao dia. A eficácia do rivaroxaban foi menor quando comparado ao esquema profilático norte-americano. Em todos os estudos com rivaroxaban, não houve elevação significativa de enzimas hepáticas ou aumento de eventos tromboembólicos durante o período de tratamento.

Etexilato de Dabigatrana

É um inibidor direto da trombina (fator II), com alta afinidade, específico e reversível. É uma pró-droga que, após a administração oral, é rápida e completamente convertida em sua forma ativa. As concentrações plasmáticas máximas são atingidas dentro de 3 horas da administração, com uma meia-vida de 12-16 horas, o que permite administração diária única. O etexilato de dabigatrana tem uma resposta anticoagulante previsível e consistente, com baixo potencial para interações medicamentosas e alimentares. Não necessita de controle de níveis séricos. Ela é excretada predominantemente (até 80%) por via renal. Sua ação impede a conversão de fibrinogênio em fibrina, mas por inibir a trombina, age também na agregação plaquetária e na ativação de outros fatores da coagulação (V, VIII e XI).

A dabigatrana foi estudada na tromboprofilaxia após cirurgia ortopédica inicialmente em estudos de fase II (BISTRO I e II), nos quais foram encontradas as doses ideais do medicamento para utilização em estudos prospectivos (150 e 220 mg). Após a avaliação da fase II, três grandes ensaios de fase III foram publicados – RE-NOVATE, RE-MOBILIZE e RE-MODEL. Esses estudos compararam a dabigatrana em doses de 150 e 220 mg por dia a 40 mg de enoxaparina (RE-MODEL e RE-NOVATE) ou 30 mg duas vezes ao dia (RE-MOBILIZE). Os três estudos tiveram grande impacto na literatura médica mundial, pois foram estudos multicêntricos, duplos-cegos e duplo "dummy", ou seja, todos os pacientes receberam as três intervenções – dabigatrana 150 mg, dabigatrana 220 mg e a enoxaparina –, mas apenas uma delas tinha efeito metabólico; os outros dois eram placebos. Esse tipo de estudo tem maior validade para prática médica e é de extrema importância quando comparamos uma intervenção injetável e outra via oral. As cápsulas eram administradas pela manhã, e a injeção, à noite. Habitualmente, as medicações eram administradas no dia da cirurgia, porém no pós-operatório, em torno de 1 a 4 horas (RE-NOVATE e RE-MODEL) ou 6 a 12 horas (RE-MOBILIZE) depois da operação. Foram randomizados aproximadamente 8 mil pacientes. Quando a dabigatrana foi administrada no dia da cirurgia, sua dose foi reduzida em 50% (75 mg e 110 mg); caso contrário, a medicação era tomada na dose habitual no dia seguinte à cirurgia (150 mg e 220 mg). A droga foi mantida por um período de 6 a 10 dias no RE-MODEL, de 12 a 15 dias no RE-MOBILIZE e 28 a 35 dias no RE-NOVATE. Após esses períodos, os pacientes retornavam ao centro médico para uma venografia.

Em todos os três estudos, o desfecho primário foi composto e avaliou TVP, TEV e mortalidade por todas as causas. A dabigatrana mostrou-se não inferior à enoxaparina no RE-NOVATE e RE-MODEL em relação ao desfecho composto, mas não conseguiu cumprir não inferioridade no RE-MOBILIZE. As taxas de sangramento foram semelhantes em todos os três estudos.

Portanto, as doses de 150 mg e 220 mg de dabigatrana foram tão eficazes e seguras quanto às de 40 mg de enoxaparina uma vez ao dia em cirurgias de artroplastia de quadril e joelho. Quando comparada com doses de 30 mg de enoxaparina duas vezes ao dia, a dabigatrana não obteve a mesma eficácia.

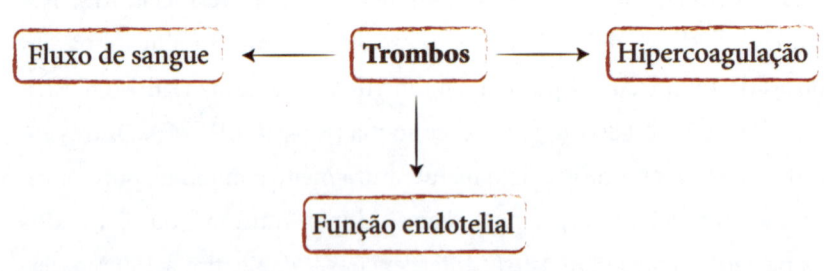

```
  Fluxo de sangue  ◄────  Trombos  ────►  Hipercoagulação
                             │
                             ▼
                      Função endotelial
```

Figura 9.1– Tríade de Virchow.

O mau funcionamento de um dos componentes da tríade leva à formação de trombos.

FATORES DE RISCO PARA FENÔMENOS TROMBÓTICOS
Comorbidades adquiridas
Malignidade
Presença de cateter venoso central
Cirurgias (principalmente ortopédicas)
Trauma
Gravidez
Uso de contraceptivos orais, talidomida e tamoxifeno
Terapia de reposição hormonal
Insuficiência cardíaca
Imobilização
Doenças mieloproliferativas
Doença inflamatória intestinal
Síndrome do Anticorpo Antifosfolípide (SAF)
Síndrome nefrótica
Comorbidades congênitas
Fator V de Leiden mutante
Mutação do gene da protrombina
Deficiência de proteína C e S
Deficiência de antitrombina

Tabela 9.1

MEDIDAS FARMACOLÓGICAS E NÃO FARMACOLÓGICAS NO MANEJO DA TVP/TEP
Meias de compressão elásticas
Dispositivo de compressão pneumático intermitente
Antiagregantes plaquetários (aspirina/clopidogrel)
Heparinas (não fracionadas e de baixo peso molecular)
Antagonistas de vitamina K (varfarina)
Novos anticoagulantes orais (rivaroxaban/dabigatrana)

Tabela 9.2

REFERÊNCIAS

1) Lieberman JR, Hsu WK. Prevention of venous thromboembolic disease after total hip and knee arthroplasty. J Bone Joint Surg Am 2005; 87:2097–2112.

2) Cordell-Smith JA, Williams SC, Harper WM, et al. Lower limb arthroplasty complicated by deep venous thrombosis: prevalence and subjective outcome. J Bone Joint Surg Br 2004; 86:99-101.

3) Douketis JD, Eikelboom JW, Quinlan DJ, et al. Shortdurationprophylaxis against venous thromboembolism after total hip or knee replacement: a meta-analysis of prospective studies investigating symptomatic outcomes. Arch Intern Med 2002; 162:1465-1471.

5) Venous thromboembolism risk and prophylaxis in the acute hospital care setting (ENDORSE study): a multinational cross-sectional study. Cohen AT, Tapson VF, Bergmann JF, Goldhaber SZ, Kakkar AK, Deslandes B, Huang W, Zayaruzny M, Emery L, Anderson FA Jr; ENDORSE Investigators. Lancet. 2008 Jun 7;371(9628):1914.

6) Karthikeyan, G, Eikelboom, JW, Turpie, AG, Hirsh, J. Does acetyl salicylic acid (ASA) have a role in the prevention of venous thromboembolism?. Br J Haematol 2009; 146:142.

7) Colwell, CW Jr, Collis, DK, Paulson, R, et al. Comparison of enoxaparin and warfarin for the prevention of venous thromboembolic disease after total hip arthroplasty. Evaluation during hospitalization and three months after discharge. J Bone Joint Surg Am 1999; 81:932.

8) Powers, PJ, Gent, M, Jay, R, et al. A randomized trial of less intense postoperative warfarin or aspirin therapy in the prevention of venous thromboembolism after surgery for fractured hip. Arch Intern Med 1989; 149:771.

9) Lassen, MR, Ageno, W, Borris, LC, et al. Rivaroxaban versus enoxaparin for thromboprophylaxis after total knee arthroplasty. N Engl J Med 2008; 358:2776.

10) Turpie, AG, Lassen, MR, Davidson, BL, et al. Rivaroxaban versus enoxaparin for thromboprophylaxis after total knee arthroplasty (RECORD4): a randomized trial. Lancet 2009; 373:1673.

11) Blech S, Ebner T, Ludwig-Schwellinger E, Stangier J, Roth W.The metabolism and disposition of the oral direct thrombin inhibitor, dabigatran, in humans. Drug Metab Dispos. 2008 Feb;36(2):386-99.

12) Eriksson BI, Dahl OE, Buller HR, et al. A new oral direct thrombin inhibitor, dabigatran etexilate, compared with enoxaparin for prevention of thromboembolic events following total hip or knee replacement: the BISTRO II randomized trial. J Thromb Haemost 2005;3:103.

13) Eriksson BI, Dahl OE, Ahnfelt L, et al. Dose escalating safety study of a new oral direct thrombin inhibitor, dabigatran etexilate, in patients undergoing totalhip replacement: BISTRO I. J Thromb Haemost 2004; 2:1573.

14) Eriksson, BI, Dahl, OE, Rosencher, N, et al. Oral dabigatran etexilate vs. subcutaneous enoxaparin for the prevention of venous thromboembolism after total knee replacement: the RE-MODEL randomized trial. J Thromb Haemost 2007; 5:2178.

15) Geerts WH, Bergqvist D, Pineo GF, Heit JA, Samama CM, Lassen MR, Colwell CW; American College of Chest Physicians. Prevention of venous thromboembolism: American College of Chest Physicians Evidence-Based Clinical Practice Guidelines (8th Edition). Chest. 2008 Jun;133(6 Suppl):381S-453S.

10

OS NOVOS ANTICOAGULANTES ORAIS ESTÃO PRONTOS PARA O USO?

DR. GUILHERME SPINA

Quando uma nova medicação é lançada no mercado, os médicos em geral têm duas atitudes: há aqueles que querem sempre usar a última novidade, que pensam que usar a medicação mais nova é sinônimo de estar atualizado, e aqueles que são mais precavidos e que esperam um pouco para obter mais informações sobre o uso da medicação no dia a dia, longe dos protocolos de pesquisa.

A segunda atitude é a mais recomendável e prudente, especialmente se tivermos medicamentos com grande experiência clínica que tenham uma ação terapêutica semelhante à ação das novas medicações. Os ensaios clínicos lidam com populações muito selecionadas, com monitorização frequente da aderência dos pacientes, exames laboratoriais que são realizados com frequência muito maior que na prática clínica e uma miríade de critérios de exclusão que nem sempre são notados e/ou observados no uso clínico dessas medicações. A literatura é rica em exemplos de medicações que apresentaram ótimo desempenho em estudos clínicos e que, só depois do uso mais disseminado na prática clínica, mostraram ter efeitos colaterais graves e até fatais, o que provocou a retirada destas drogas do mercado. Como exemplos notáveis podemos citar o mibefradil, bloqueador de canal de cálcio, retirado do mercado por provocar arritmias e a ibupamina, inotrópico positivo catecolaminérgico dado por via oral, que acabou aumentando a mortalidade de pacientes com insuficiência cardíaca.

Claro, se a nova medicação é a primeira de uma classe, o seu uso pode e deve ser mais precoce. Se amanhã tivermos disponibilidade de uma medicação eficaz para a febre amarela ou dengue, sua adoção certamente será rápida, pois não há medicamentos com este efeito terapêutico. Já com medicações que possuem similares (como é o caso de anti-hipertensivos e antidiabéticos orais), a espera de mais dados de experiências clínicas fora de protocolos de pesquisa pode ser prudente.

Todas estas considerações são extremamente válidas para os novos anticoagulantes orais: eles vieram tentar substituir uma das drogas que os médicos mais amam odiar... A temível varfarina e suas doses esquisitas, além disso, sua necessidade de monitoração. Todos os novos anticoagulantes parecem muito bons, brilhantes e aerodinâmicos, especialmente quando nos debruçamos nos estudos que embasam seu uso clínico. Neste capítulo detalharemos os prós e contras e qual o melhor uso destas promissoras medicações.

Qual a vantagem das novas drogas anticoagulantes orais?

As vantagens dos novos anticoagulantes sobre a varfarina são: farmacodinâmica menos complexa, maior índice terapêutico e ausência de necessidade de monitorização, com eficácia semelhante à da varfarina. Suas desvantagens teóricas são a ausência de antídotos específicos em caso de sangramento e a própria ausência de um teste para determinação de sua ação.

Existem duas classes básicas de novos anticoagulantes orais: os inibidores diretos da trombina (IDT), representados pela dabigratana, e os inibidores orais do fator X ativado (Xa), representados pela rivaroxabana, apixabana, edoxabana e betrixabana. Como tanto a via extrínseca e a via intrínseca da coagulação convergem no fator X, sua inibição parece ser um alvo terapêutico mais atraente para uma terapia anticoagulante do que a inibição da trombina[1]. Os anticoagulantes orais, com estudos publicados até o momento, para prevenção de eventos embólicos em fibrilação atrial são a dabigratana — Estudo RE–LY[2], rixaroxabana — Estudo ROCKET–AF[3] e apixabana — Estudo ARISTOTLE[4]. Devemos notar, assim, que apenas um estudo clínico embasa o uso dessas medicações, embora com grande número de pacientes, todos publicados no *Jornal de Medicina da Nova Inglaterra*.

Não resta dúvida de que o futuro da anticoagulação oral está em uma dessas medicações, mas ainda não sabemos qual. E, além disso, não existe ainda nenhum estudo comparativo entre elas, apenas entre os novos anticoagulantes e a varfarina. Comparações entre tais medicações podem ser feitas por meio de metanálises, na falta de estudos "cabeça-a-cabeça".

A maior vantagem dos anticoagulantes orais sobre a varfarina é a menor incidência de sangramentos intracranianos, com eficácia antitrombótica semelhante (Tabela 10.1). Agora devemos nos perguntar por que a varfarina apresenta uma incidência maior de AVCH? A resposta recai nos INRs muito elevados causados por doses excessivas do inibidor da vitamina K: o efeito colateral mais temível do INR alto é o sangramento intracraniano, que tem consequências devastadoras e até fatais.

Como prevenir estes INRs elevados? Com monitorização frequente da anticoagulação, idealmente com monitores portáteis pessoais operados pelos próprios pacientes, vigilância farmacológica a fim de evitarmos interações medicamentosas maléficas e uma estratégia de dosagem consciente e cuidadosa, como a estratégia *Gran Turismo*, proposta neste livro.

Droga/ Estudo	Tromboembolismos/ AVCi	Sangramento Intracraniano/ AVCH	Sangramento maior não AVCH
Dabigratana — RE-LY	Redução de 34%	Redução de 74%	Igual
Rivaroxabana — ROCKET-AF	Não inferior a Varfarina	Redução de 40%	Igual
Apixabana — ARISTOTLE	Redução de 20%	Redução de 50%	Redução de 30%

Tabela 10.1 Eficácia e efeitos colaterais dos novos anticoagulantes orais em comparação com a varfarina.

Metanálise[1] mostrou uma taxa de sangramento fatal consistentemente menor com os novos anticoagulantes em relação à varfarina, sem diferenciação entre IDT e Xa. O risco de sangramento fatal equivale a 1 morte a menos a cada 1.000 (mil) pacientes quando comparamos novos anticoagulantes à varfarina. Sangramento maior, definido como sangramento associado com óbito, sangramento em órgão ou local crítico, que causa diminuição do Hb em 2,0 g/L ou transfusão de ao menos duas unidades de sangue, também foi menor com os novos anticoagulantes, embora com efeito mais variado quando comparados os estudos. É interessante notar que os estudos com Xa mostraram diminuição de sangramentos fatais quando comparado à varfarina, mas o IDT (dabigratana) não mostrou esta vantagem[1].

Metanálise dos três estudos publicados identificou uma tendência consistente de menor mortalidade por qualquer causa nos grupos usando novos anticoagulantes em relação à varfarina, com uma vantagem de aproximadamente 8 mortes a menos a cada 1.000 (mil) pacientes quando comparados à varfarina[1].

Entretanto, devemos lembrar que todos estes dados provêm de uma metanálise comparando estudos bastante diferentes. Por mais que os três estudos tivessem uma mesma finalidade, que é a de comparar uma nova droga com a varfarina, foram realizados de maneiras significativamente distintas: por exemplo, o estudo ROCKET-AF teve o maior percentual de pacientes com escore CHADS>3 (87% contra cerca de 30% nos outros estudos) e obteve o pior controle de INR de todos os estudos quando avaliamos o TTR (tempo na faixa terapêutica de INR), como podemos notar na Tabela 10.2. Talvez por este motivo o estudo ROCKET-AF não tenha mostrado vantagem do novo anticoagulante em relação à varfarina para prevenção de eventos embólicos.

Outra diferença que parece ter colocado a rivaroxabana em desvantagem é que o *end point* primário do ROCKET-AF foi fixado em um ponto no qual a rivaroxabana já havia sido descontinuada e muitos eventos que ocorrem quando os pacientes foram cruzados de volta para a varfarina. Já no ARISTOTLE, o *end point* foi coletado em uma data específica, quando 75% dos pacientes ainda estavam tomando a droga em estudo.

Se considerarmos este fato, além de estarmos juntando na metanálise medicamentos com mecanismos de ação distintos (IDT e Xa versus varfarina), devemos conter nossa empolgação com os dados de mortalidade proveniente das metanálises: estes números são um guia, e não garantia de eficácia.

Estudo	N	CHADS>3 BASAL	Droga	Dose	TTR DO GRUPO VARFARINA
RE-LY, 2009	18 113	32,3%	Dabigratana – IDT	150 mg 2x ao dia	64%
ROCKET-AF, 2011	14 264	87%	Rivaroxabana –Xa	20 mg 1x ao dia	55%
ARISTOTLE, 2011	18 201	30,2%	Apixabana – Xa	5 mg 2x ao dia	66%

Tabela 10.2 Semelhanças e diferenças nos grandes estudos de novos anticoagulantes *versus* varfarina. TTR – Tempo na faixa terapêutica de INR.

Quais os problemas e dúvidas dos novos anticoagulantes?

A meia-vida relativamente curta dos novos anticoagulantes é, ao mesmo tempo, uma vantagem e um enorme problema. A meia-vida curta destes agentes faz com que seu efeito desapareça rapidamente em uma situação de sangramento, fazendo com que a ausência de antídotos específicos não seja um problema tão grande, ao menos em sangramentos não catastróficos. Esta meia-vida, entretanto, faz com que a maioria dos agentes (apixabana e dabigratana) necessite de duas doses diárias, enquanto o apixabana necessita apenas de uma dose diária.

Desta forma, temos um problema grave de aderência com estas medicações: se o paciente deixar de usar a medicação por um único dia, ele estará desprotegido, suscetível a ter eventos tromboembólicos. Sempre devemos nos lembrar de que os pacientes que, em geral, usam estas medicações são idosos, usam várias outras medicações concomitantes e frequentemente têm dificuldade de aderência às suas medicações. A aderência é piorada ainda mais pelo fato de serem medicações novas, caras e sem perspectiva breve de substituição por medicamentos genéricos — o alto custo frequentemente dificulta a aderência a uma medicação, como podemos comprovar com as estatinas na prática clínica diária. Remédios caros comumente são interrompidos ou usados de forma irregular, até por incapacidade dos pacientes de arcarem com seus altos custos.

A varfarina também demanda uma alta aderência à prescrição médica, mas é mais tolerante quanto ao esquecimento de uma dose da medicação: por ter meia-vida bastante longa, o esquecimento da medicação em um dia geralmente não traz graves consequências ao INR. A grande vantagem da varfarina em termos de aderência é seu baixo custo e ampla disponibilidade, inclusive na rede pública de saúde.

Nas metanálises os novos anticoagulantes mostraram aumento da incidência de sangramento gastrointestinal[1] em relação à varfarina.

Existe uma preocupação particular em relação ao dabigratana: houve um aumento da incidência de infarto do miocárdio com este inibidor direto da trombina, quando comparado aos anticoagulantes inibidores do fator Xa e à varfarina[1]. Este efeito colateral pode ser atribuído a efeito rebote da trombina após a suspensão do dabigratana, assim seria mais frequente em pacientes com uso irregular da medicação.

A dabigratana também teve um maior risco de suspensão da medicação por efeitos colaterais em relação aos outros anticoagulantes. Desta forma, estas análises preliminares indicam que a dabigratana não seria o melhor dos novos anticoagulantes, tendo maior incidência de efeitos colaterais (principalmente dispepsia) que levam à suspensão da droga, e de forma mais preocupante, aumentando a incidência de infarto do miocárdio. Há dados de que até 10% dos pacientes tem intolerância à dabigratana por dispepsia[5].

A dabigratana também parece aumentar a incidência de sangramento digestivo quando comparada com os Xa[1], que pode ser explicado pelo influxo da droga pelos transportadores e P-glicoproteína para dentro do trato gastrointestinal. Estudo recente[6] mostrou que em pacientes com mais de 75 anos o risco de sangramento maior teve uma tendência a aumentar com a dabigratana do que com a varfarina (5,1% *versus* 4,4%, p = 0,07).

Por fim, todas estas conclusões foram tiradas de comparações com um grupo de pacientes em uso de varfarina: em todos os estudos notou-se que, quanto melhor o controle de INR, medido pelo TTR (tempo em faixa terapêutica de INR), menor o número de eventos no grupo varfarina. Inclusive, nos grupos com TTR excelente a vantagem dos novos anticoagulantes desaparece, como podemos notar na Tabela 10.3. Assim, nunca devemos suspender a varfarina e iniciarmos um novo anticoagulante em um paciente bem controlado e com INRs estáveis. A literatura é consensual: pacientes bem controlados devem manter-se com varfarina.

TTR (%)	Apixabana (Taxa por 100 pacientes/ano)	Varfarina (Taxa por 100 pacientes/ano)	HR (95% CI)
<58,0	1,75	2.28	0.77 (0.56–1.06)
58–65	1,30	1,61	0.80 (0.56–1.15)
65–72	1,21	1,55	0.79 (0.54–1.13)
>72	0,83	1,02	0.81 (0.52–1.26)

Tabela 10.3 Dados do estudo ARISTOTLE mostrando que, quanto melhor o controle da anticoagulação oral com varfarina, medido pelo TTR, menor o número de eventos. Notem que os centros com melhor TTR também, paradoxalmente, apresentam menor incidência de eventos com o apixabana — o resultado de pacientes mais aderentes e mais bem cuidados.

Por fim, devemos ressaltar o real e indubitável maior efeito adverso dos novos anticoagulantes: seu alto custo. Há estimativas[1] de que o custo de tratamento com os novos anticoagulantes seja cerca de U$ 3 mil ao ano, comparado a U$ 48 ao ano do custo do tratamento com varfarina. Desta forma, apenas pacientes com boa condição econômica e ótima aderência à medicação terão inicialmente acesso a estas novas medicações. E, antes de prescrevê-las, reforce para o paciente que são medicações caras e de uso contínuo — apenas um dia sem a medicação pode ser fatal. Da mesma forma, é bastante perigoso fornecermos amostras destas medicações a um paciente sem condição de comprá-la — fatalmente o paciente ficará sem a medicação e em um dia perderá a proteção contra tromboembolismos.

Como eu decido se um paciente deve usar os novos anticoagulantes ou a varfarina?

Simples, basta seguir o fluxograma abaixo:

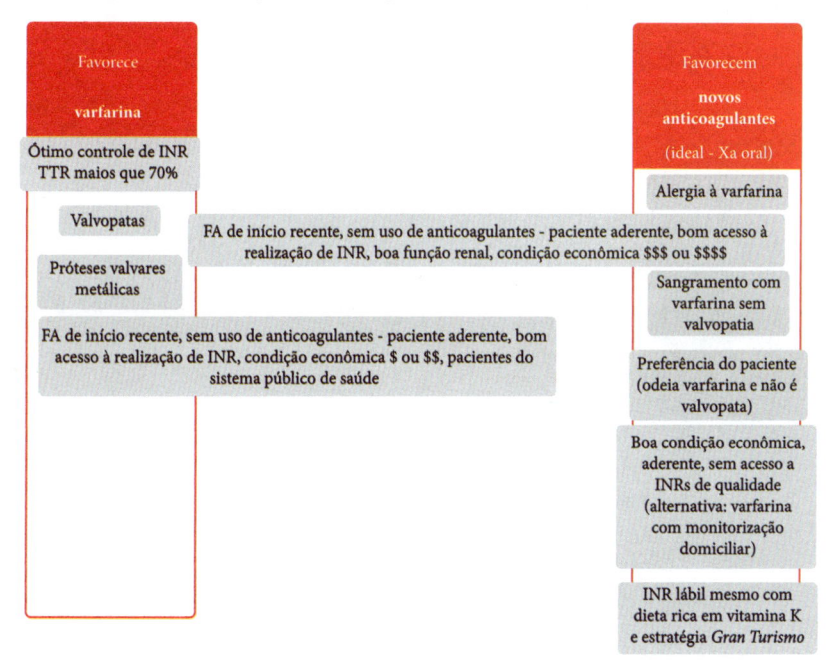

Favorece varfarina
- Ótimo controle de INR TTR maios que 70%
- Valvopatas
- Próteses valvares metálicas
- FA de início recente, sem uso de anticoagulantes - paciente aderente, bom acesso à realização de INR, condição econômica $ ou $$, pacientes do sistema público de saúde

Favorecem novos anticoagulantes (ideal - Xa oral)
- Alergia à varfarina
- FA de início recente, sem uso de anticoagulantes - paciente aderente, bom acesso à realização de INR, boa função renal, condição econômica $$$ ou $$$$
- Sangramento com varfarina sem valvopatia
- Preferência do paciente (odeia varfarina e não é valvopata)
- Boa condição econômica, aderente, sem acesso a INRs de qualidade (alternativa: varfarina com monitorização domiciliar)
- INR lábil mesmo com dieta rica em vitamina K e estratégia *Gran Turismo*

Figura 10.1

REFERÊNCIAS

1) Adam, S. S. et al. Comparative effectiveness of warfarin and new oral anticoagulants for the management of atrial fibrillation and venous thromboembolism: a systematic review. Ann Intern Med, 157, p. 796–807, 2012.

2) Connolly, S. J. et al. Dabigatran versus warfarin in patients with atrial fibrillation. N Engl J Medicine, DOI: 10. 1056.NEJM0a0905561, 2009.

3) Eikelboom, J. W. et al. Risk of bleeding with 2 doses of dabigatran compared with warfarin in older and younger patients with atrial fibrillation: an analysis of the randomized evaluation of long-term anticoagulant therapy (RE–LY) trial. Circulation, 123, p. 2363–2372, 20.

4) Granger, C. B. et al. Apixaban versus warfarin in patients with atrial fibrillation. N Eng J Med, DOI: 10.1056/NEJMoa1107039, 2011.

5) Patel, M. R. et al. Rivaroxaban versus warfarin in nonvalvular atrial fibrillation. N Engl J Med, DOI: 10.1056/NEJMoa1009638, 2011 <http://www.theheart.org/article/1162623.do> Acesso em 28 de fevereiro de 2012.